ミッフィーの早引き 人体解剖用語 ハンドブック

最新改訂版

監修・著
後藤 昇

著
楊箸隆哉

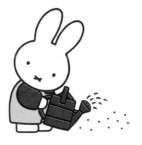

X-Knowledge

プロフィール

監修・著　**後藤 昇**（ごとう・のぼる）

1940年生まれ。医学博士。認定内科医。産業医。神経内科専門医（指導医）。1966年日本大学医学部卒業。1977年より日本大学助教授（医学部第二解剖学）、1991〜2005年まで昭和大学教授（医学部第二解剖学講座主任）。2005年より昭和大学医学部客員教授、郡山健康科学専門学校名誉学校長。2014年逝去。おもな著書に『脳・脊髄血管の解剖』（医歯薬出版）、『脳幹小脳アトラス』（メディカルトリビューン）、共著に『臨床解剖断面アトラス』（三輪書店）、『臨床のための神経形態学入門』（三輪書店）、『脳血管障害の解剖学的診断』（三輪書店）など。

著　**楊箸隆哉**（やなぎはし・りゅうや）

1956年生まれ。医学博士。看護学修士。1980年千葉大学看護学部看護学科卒業、1982年千葉大学大学院看護学研究科修士課程修了。1986年千葉大学大学院医学研究科博士課程修了。信州大学医療技術短期大学部看護学科講師などを経て、1998年より信州大学医療技術短期大学部看護学科教授、2002年より信州大学医学部保健学科教授、2007年より郡山健康科学専門学校研究・研修部長を経て、現在、医療創生大学健康医療科学部作業療法学科教授、医療創生大学大学院生命理工学研究科教授（兼任）。

編集協力・DTP	桂樹社グループ
装幀	松田行正＋梶原結実
本文デザイン	松田行正＋山田知子
イラスト	村上 綾＋村上 郁

　ナース諸兄姉は看護学生時代に教育機関に所属して、医学系の勉強のなかで、最初に学習したのが人体解剖生理学である。職業人となってから臨床の場で、再度その知識を確認しなければならないという場面に遭遇するということは意外に多い。多くの場合、後で書物を確認しようと思っても、時間が経つと忘れてしまうということもある。大きな書物を持ち歩くことはできないうえ、身近に置くのも場所が少ない。そこで、ポケット版の簡便な書物にまとめてみた。体裁から考えると、十分な記述はできないかもしれないが、現代の忙しい世の中で、文字などの記述をじっくりとは読んでくれないという状況をふまえると、視覚的に訴える効果をもつ書物であることは重要なキーポイントである。記述は少なくても、内容的には十分ご期待に応えられると考える。率直なご批判を頂きたい。

後藤　昇

第3章　循環器系／呼吸器系

第4章　消化器系

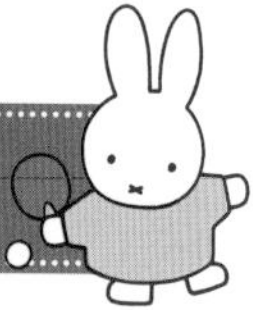

第**5**章　泌尿器系／生殖器系

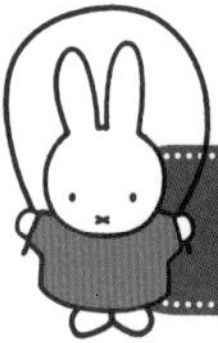

第**6**章　内分泌系／神経系

凡例

1 本書の漢字表記は、看護学の専門書に準じている。そのため、医学書の通常の表記と異なるものがある。たとえば「頚部」→「頸部」、「腔」→「腟」、「脛」→「脛」になっている。

2 図中の欧文表記の中で、[ ]内の欧文は、同じ意味をもち、代わりに使える語である。( )内の欧文はつけ加えて使ってもよい語である。

例　声帯　vocal cord [fold]
　　　指骨　phalanx (of hand)

第 **1** 章

人体の基本

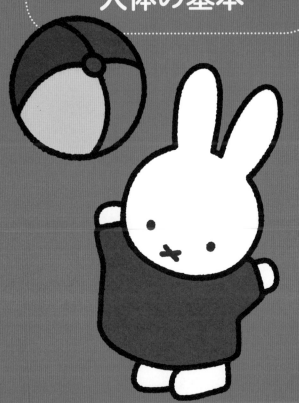

人体の基本

細胞と組織
cells and tissue

細胞の構造

» 細胞はほとんどの生物体での構造的・機能的な単位である。

» 細胞は、細胞質と核からできており、これらの表面にはそれぞれ細胞膜、核膜という薄い膜がある。

» 細胞をつくる原形質は、タンパク質・脂質・糖質など多種の物質を含み、水を媒体とする半流動性のコロイド溶液である。いろいろな刺激に反応し、分化・成長・増殖などの生命現象を営んでいる。

細胞の機能

» 細胞には、さまざまな細胞内小器官が存在し、細胞の活動を支えている。

ミトコンドリア

» 円形または楕円形をし、内外2枚の膜をもつ構造になっている。細胞のエネルギー運搬体であるATP（アデノシン三リン酸）を供給する。

リボソーム

» RNAとタンパク質からなる小顆粒で、タンパク質を合成す

細胞の構造

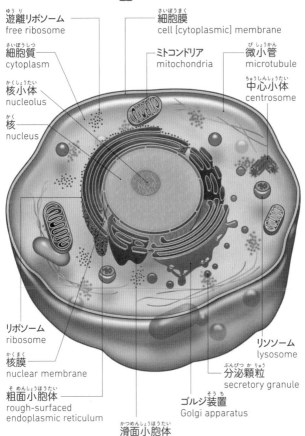

遊離リボソーム
free ribosome

細胞質
cytoplasm

核小体
nucleolus

核
nucleus

細胞膜
cell [cytoplasmic] membrane

ミトコンドリア
mitochondria

微小管
microtubule

中心小体
centrosome

リボソーム
ribosome

核膜
nuclear membrane

粗面小胞体
rough-surfaced
endoplasmic reticulum

滑面小胞体
smooth-surfaced endoplasmic reticulum

ゴルジ装置
Golgi apparatus

分泌顆粒
secretory granule

リソソーム
lysosome

る場である。粗面小胞体（そめんしょうほうたい）の外側に付着したり、細胞質（さいぼうしつ）内に散在（遊離リボソーム）している。

小胞体（しょうほうたい）

» 小胞体は、膜でできた小胞状、管状の構造体で、リボソームが付着する粗面小胞体と付着しない滑面小胞体（かつめんしょうほうたい）の2種類がある。粗面小胞体はタンパク質合成に関与し、滑面小胞体はコレステロールなどの脂質やステロイドホルモンなどを合成する場である。

ゴルジ装置

» 扁平（へんぺい）な膜性の袋状の構造体で、リボソームで合成されたタンパク質が集まる場。タンパク質に糖を加えたりして、細胞内外へ分泌する。

リソソーム

» タンパク質や糖、脂質に対する多種類の分解酵素を含む顆粒状の小体。異物や古くなった細胞の構造体を分解する。

中心小体と微小管

» 中心小体（ちゅうしんしょうたい）は、細胞分裂の際に染色体を両側に引っ張る紡錘糸の足がかりとなる一対の管状構造体。

» 微小管（びしょうかん）は中空の線維状の物質で、細胞内小器官（さいぼうないしょうきかん）の位置の固定や輸送に関与している。微小管が集まって管状構造を形づくったものが中心小体である。

細胞膜

» 親水性の頭部と疎水性（そすい）の尾部からなるリン脂質が二重層をつくり、膜の表面はどちらも親水性の頭部になっている。膜には物質の出し入れをする膜タンパク質（輸送担体）が埋め込まれている。

組織と器官

» 分化の方向性が同じ細胞が集まって、構造的・機能的に目的に合った有機体を組織という。組織は① 上皮組織、② 結合組織 (支持組織)、③ 筋組織、④ 神経組織に大きく分類される。これらの組織は協同して一定の機能を営むために器官を形成する。

①上皮組織：体表や体腔、器官などの内面を覆い、内部の保護、吸収、分泌、呼吸、感覚などに関係する (血管は非上皮組織)。

②結合組織 (支持組織)：いろいろな組織や器官のすき間に位置し、それらを結びつけたり、支えたりする組織。大きく次の3つに分類される。

・固有結合組織：各種細胞成分と膠原線維 (コラーゲン) などの線維成分がある。皮下組織、腱、靱帯、筋膜など。

・支持組織：骨・軟骨。

・血液とリンパ。

③筋組織：筋細胞 (筋線維) からなる組織である。骨格筋、心筋、平滑筋がある。

④神経組織：脳、脊髄、末梢神経をつくるニューロンとグリア細胞からなる。

» 組織が集まって器官をつくり、それらの器官が協同的に働き、統合的な器官系を構成する。器官系は、骨格系、筋系、循環器系、呼吸器系、消化器系、泌尿器系、生殖器系、内分泌系、神経系、感覚器系に分けられる。

» 人体はこれらの組織や器官の統制の取れた集まりである。

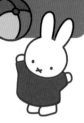

人体の基本用語

人体の面、方向を示す用語

» 人体の内部構造を断面で観察することがある。

» その断面の基準となるのが図で示す3つの平面である。

　①地面と平行にからだを上下に分ける水平面（横断面）

　②からだを左右に分ける矢状面

　③からだを前後に分ける前頭面（前額面）

» 矢状面のうち、からだの中心を通って左右に二等分する平面を正中矢状面と呼ぶ。水平面、矢状面、前頭面は互いに直角に交わる三平面である。

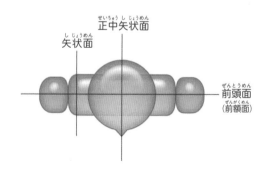

正中矢状面

矢状面

前頭面
（前額面）

人体の断面を示す用語

正中矢状面
せいちゅう し じょうめん

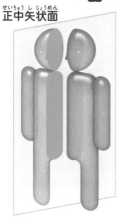

前頭面（前額面）
ぜんとうめん　ぜんがくめん

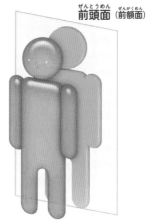

矢状面
し じょうめん

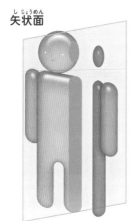

水平面（横断面）
すいへいめん　おうだんめん

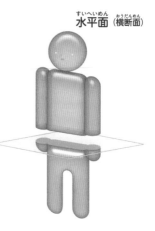

» 人体の動きは、脳の指令により筋肉が収縮して、骨・関節を動かすことで実現される。

» 踵をそろえ、つま先を少し開いて直立し、両腕をからだの脇につけた、いわゆる「気をつけ」の姿勢を基本姿勢という。また、基本姿勢を基準とした関節の標準的な可動範囲を関節可動域という。

» からだの各部位の動きは、構成する関節の動く方向とその可動範囲で決まる。

» 関節の動き方は、屈曲・伸展、内転・外転、内旋・外旋、回内・回外など、特有の名称があるが、関節の種類によりできる動きとできない動きがある。

屈曲と伸展

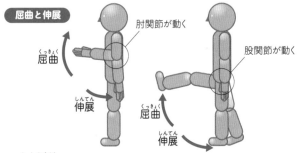

肘関節が動く

屈曲

伸展

股関節が動く

屈曲

伸展

多くは矢状面上の運動で、関節を中心に2つの骨が近づく動きが屈曲、遠ざかる動きが伸展である。ただし、肩関節、頸部・体幹の関節では、前方への動きが屈曲、後方への動きが伸展である。また、手関節や手指では、手掌への動きを屈曲、手背への動きを伸展という。同様に足関節や足趾では、足底への動きが屈曲、足背への動きが伸展である。

内転と外転

前額面上の運動で、手足を体幹
(からだの中心)から遠ざける動きを外
転、近づける動きを内転という。

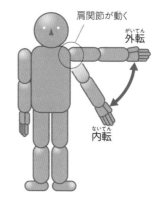

肩関節が動く

外転

内転

内旋と外旋

肩関節・股関節で、上腕軸または
大腿軸を中心として外方に回旋す
る動きを外旋、内方に回旋する動
きを内旋という。

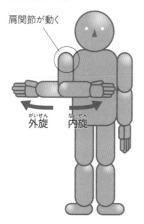

肩関節が動く

外旋 **内旋**

回内と回外

肘関節で、前腕を軸として外方に
回旋する（手掌を上に向ける）動きを
回外、内方に回旋する（手掌を下に
向ける）動きを回内という。

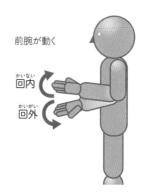

前腕が動く

回内

回外

» 人体は、頭と首の頭頸部、胴の部分にあたる体幹と、両上肢と両下肢を意味する四肢の3つの部分に大きく分けられる。

» さらに頭頸部は頭部と頸部、体幹は胸部、腹部、背部と腰部、臀部、四肢は上肢と下肢に分けられる。

» 頸部の後部を項と呼ぶなど、それぞれの部位をさらに細かく区分けして、名前がつけられている。

人体の区分と部位

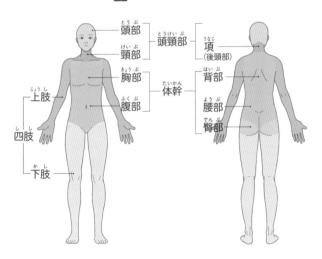

第2章

骨格系／筋系

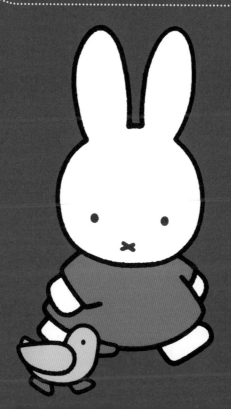

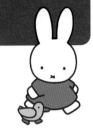

骨格系 skeletal system

骨格
skeleton

» 人体（成人）には約200個の骨があり、互いに連結して骨格をつくっている。骨格を構成する骨には、頭蓋骨（とうがいこつ）・脊柱（せきちゅう）・胸郭（きょうかく）・骨盤（こつばん）・上肢骨（じょうしこつ）・下肢骨（かしこつ）などがある。

頭蓋骨

» 頭部の骨を頭蓋骨といい、6種8個の脳頭蓋（のうとうがい）と9種15個の顔面頭蓋（がんめんとうがい）から形成される。およそ眼窩上縁（がんかじょうえん）（眉毛のあたり）と外後頭隆起（がいこうとうりゅうき）（後頭部にある突出部）を結ぶ線を境にして、頭蓋骨の上半を頭蓋冠（calvaria）、下半を頭蓋底（とうがいてい）（cranial base）という。

脳頭蓋	頭頂骨（とうちょうこつ）（2個）、側頭骨（そくとうこつ）（2個）、前頭骨（ぜんとうこつ）、後頭骨（こうとうこつ）、蝶形骨（ちょうけいこつ）、篩骨（しこつ）
顔面頭蓋	鼻骨（びこつ）（2個）、涙骨（るいこつ）（2個）、下鼻甲介（かびこうかい）（2個）、上顎骨（じょうがくこつ）（2個）、頬骨（きょうこつ）（2個）、口蓋骨（こうがいこつ）（2個）、下顎骨（かがくこつ）、鋤骨（じょこつ）、舌骨（ぜっこつ）

＊数を明記していない骨は各1個。

» 頭蓋冠では骨が合わさる部分に鋸歯状の縫合が形成される。冠状縫合（かんじょうほうごう）、矢状縫合（しじょうほうごう）、ラムダ縫合（ほうごう）などがある（図「頭蓋骨上面」）。

» 生後〜幼児期には、冠状縫合と矢状縫合の合わさる部分には大泉門（だいせんもん）、矢状縫合とラムダ縫合の合わさる部位には小泉門（しょうせんもん）と呼ばれる骨の形成されていない部分が残っている。

頭蓋骨

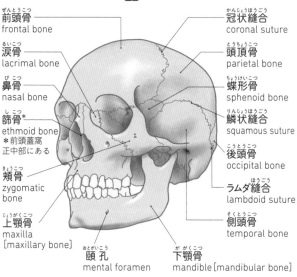

前頭骨（ぜんとうこつ）
frontal bone

涙骨（るいこつ）
lacrimal bone

鼻骨（びこつ）
nasal bone

篩骨*（しこつ）
ethmoid bone
＊前頭蓋窩
正中部にある

頬骨（きょうこつ）
zygomatic bone

上顎骨（じょうがくこつ）
maxilla
［maxillary bone］

頤孔（おとがいこう）
mental foramen

冠状縫合（かんじょうほうごう）
coronal suture

頭頂骨（とうちょうこつ）
parietal bone

蝶形骨（ちょうけいこつ）
sphenoid bone

鱗状縫合（りんじょうほうごう）
squamous suture

後頭骨（こうとうこつ）
occipital bone

ラムダ縫合（ほうごう）
lambdoid suture

側頭骨（そくとうこつ）
temporal bone

下顎骨（かがくこつ）
mandible［mandibular bone］

頭蓋骨上面

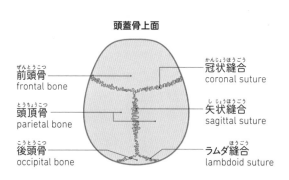

前頭骨（ぜんとうこつ）
frontal bone

頭頂骨（とうちょうこつ）
parietal bone

後頭骨（こうとうこつ）
occipital bone

冠状縫合（かんじょうほうごう）
coronal suture

矢状縫合（しじょうほうごう）
sagittal suture

ラムダ縫合（ほうごう）
lambdoid suture

脊柱

» 頸部と体幹の支柱になるのが脊柱である。脊柱は32～34個の椎骨と椎間円板（椎間板）が連なったもので、靭帯と筋肉で補強され、頭頸部と体幹を固定し（支えること）、前後・左右・回転をして動かすという相反する働きを可能にしている。

» 椎骨は椎体、椎弓、椎孔、横突起、棘突起があり、レベルにより形が異なる。

» 脊柱には生理的彎曲がある。脊柱内部には脊髄を容れる脊柱管がある。

椎体（胸椎）

上から見たところ

椎体
vertebral body

椎孔
vertebral foramen

椎弓
vertebral arch

上関節突起
superior articular process

横突起
transverse process

棘突起
spinous process

横から見たところ

椎体
vertebral body

下関節突起
inferior articular process

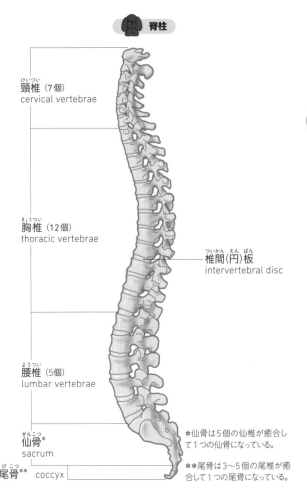

脊柱

頸椎（7個）
cervical vertebrae

胸椎（12個）
thoracic vertebrae

椎間(円)板
intervertebral disc

腰椎（5個）
lumbar vertebrae

仙骨*
sacrum

尾骨** coccyx

*仙骨は5個の仙椎が癒合して1つの仙骨になっている。

**尾骨は3〜5個の尾椎が癒合して1つの尾骨になっている。

胸郭

» 胸郭は12個の胸椎と椎間円板、12対の肋骨と肋軟骨、1個の胸骨で形成される。

» 第1〜第7肋骨は胸骨と連結しているので真肋といい、第8〜第12肋骨は胸骨と直結していないので仮肋という。仮肋

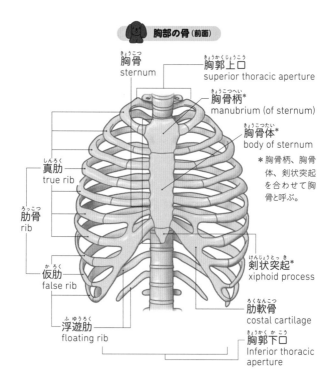

胸部の骨（前面）

胸骨
sternum

胸郭上口
superior thoracic aperture

胸骨柄*
manubrium (of sternum)

胸骨体*
body of sternum

*胸骨柄、胸骨体、剣状突起を合わせて胸骨と呼ぶ。

真肋
true rib

肋骨
rib

仮肋
false rib

剣状突起*
xiphoid process

肋軟骨
costal cartilage

浮遊肋
floating rib

胸郭下口
Inferior thoracic aperture

のうちの第11～第12肋骨は浮遊肋という。

» 胸郭の内部に胸腔がある。胸郭上口は小さく、胸郭下口は大きい。

» 胸郭の内部には、中央に心臓を容れる縦隔が、その両側に肺を容れる胸膜腔がある。下方は横隔膜で仕切られ、腹腔と分けられている。

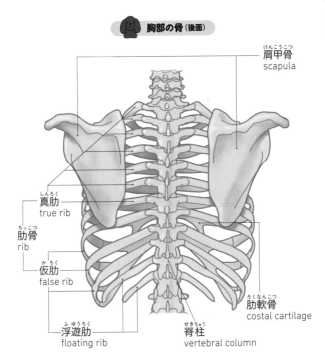

胸部の骨（後面）

肩甲骨
scapula

真肋
true rib

肋骨
rib

仮肋
false rib

浮遊肋
floating rib

脊柱
vertebral column

肋軟骨
costal cartilage

上肢骨

» 上肢は上肢帯と自由上肢に分けられる。上肢帯の骨は鎖骨、肩甲骨、自由上肢の骨は上腕骨、尺骨、橈骨、手根骨、中手骨、指骨などである。

» 鎖骨は上肢と体幹をつなぐ唯一の骨である。

» 橈骨は前腕の外側にある長骨で、回転運動をする。尺骨は前腕の内側にある長骨で、回転はしない。

下肢骨

» 下肢は下肢帯と自由下肢に分けられる（P.028図）。下肢帯の骨は寛骨（恥骨、腸骨、坐骨）で、自由下肢には大腿骨、膝蓋骨、脛骨、腓骨、足根骨、中足骨、指骨がある。

» 膝蓋骨は、腱と骨が強く接触するのを防いでいる。

骨盤

» 左右の寛骨と、仙骨、尾骨が合わさって骨盤をつくる（P.029図）。寛骨は恥骨、腸骨、坐骨が合わさったものである。骨盤の骨の連結は恥骨結合、仙腸関節、そのほか仙骨底で第5腰椎の椎体と、仙骨尖で尾骨とつながる。

» 骨盤には性差があり、骨盤上口と恥骨下角は女性のほうが大きい。

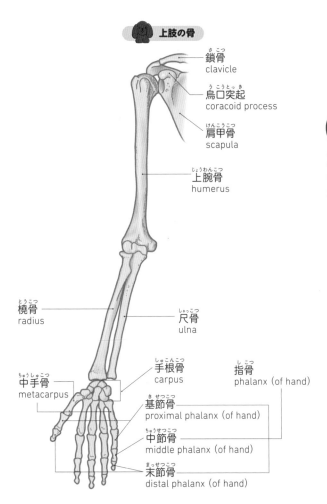

上肢の骨

鎖骨
clavicle

烏口突起
coracoid process

肩甲骨
scapula

上腕骨
humerus

橈骨
radius

尺骨
ulna

手根骨
carpus

中手骨
metacarpus

指骨
phalanx (of hand)

基節骨
proximal phalanx (of hand)

中節骨
middle phalanx (of hand)

末節骨
distal phalanx (of hand)

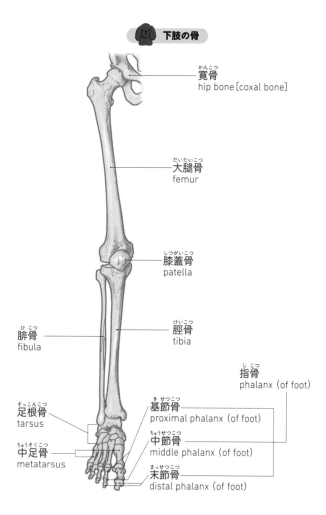

下肢の骨

寛骨 (かんこつ)
hip bone [coxal bone]

大腿骨 (だいたいこつ)
femur

膝蓋骨 (しつがいこつ)
patella

腓骨 (ひこつ)
fibula

脛骨 (けいこつ)
tibia

指骨 (しこつ)
phalanx (of foot)

基節骨 (きせつこつ)
proximal phalanx (of foot)

中節骨 (ちゅうせつこつ)
middle phalanx (of foot)

末節骨 (まっせつこつ)
distal phalanx (of foot)

足根骨 (そっこんこつ)
tarsus

中足骨 (ちゅうそくこつ)
metatarsus

男性の骨盤

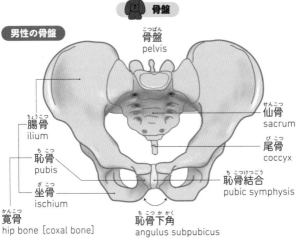

骨盤
pelvis

腸骨
ilium

恥骨
pubis

坐骨
ischium

寛骨
hip bone [coxal bone]

仙骨
sacrum

尾骨
coccyx

恥骨結合
pubic symphysis

恥骨下角
angulus subpubicus

女性の骨盤

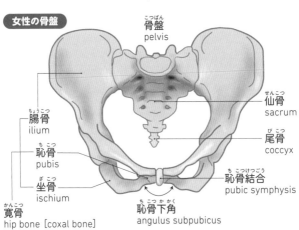

骨盤
pelvis

腸骨
ilium

恥骨
pubis

坐骨
ischium

寛骨
hip bone [coxal bone]

仙骨
sacrum

尾骨
coccyx

恥骨結合
pubic symphysis

恥骨下角
angulus subpubicus

2
骨格系／筋系

骨の構造
structures of bone

基本的な構造

» 骨の基本的な構造を、長骨の骨幹（こっかん）を例に説明する。

» 骨の表面は骨膜（こつまく）に覆われ、その直下に緻密質（ちみつしつ）（緻密骨）があり、さらに内部には広い海綿質（かいめんしつ）（海綿骨）がある。

» 骨小柱からなる海綿質の穴の部分は骨髄腔（こつずいくう）といい、骨髄を容れている。

» 骨髄は、小児期は赤色骨髄であるが、成人になると四肢のほとんどの長骨は脂肪を含んだ黄色骨髄となる。

» 血球を産生する赤色骨髄は一部の長骨、短骨や、扁平骨（へんぺいこつ）（頭蓋骨、腸骨、胸骨など）に限定される。

» 長骨の両端にはやや膨らんだ骨端（こったん）があり、骨幹との移行部に骨端軟骨（こったんなんこつ）がある。骨端軟骨は、成長とともに骨化して骨端線（こったんせん）となる。

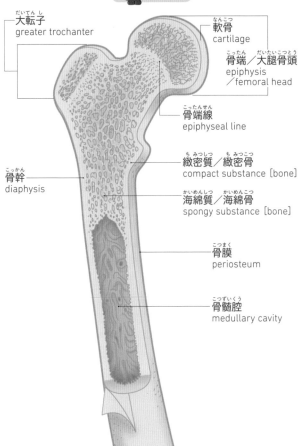

骨の断面

大転子
greater trochanter

軟骨
cartilage

骨端／大腿骨頭
epiphysis
／femoral head

骨端線
epiphyseal line

骨幹
diaphysis

緻密質／緻密骨
compact substance [bone]

海綿質／海綿骨
spongy substance [bone]

骨膜
periosteum

骨髄腔
medullary cavity

» 緻密質の部分は表面に外基礎層板が、海綿質との移行部には内基礎層板があり、骨を円周状に取り巻いている。

» この2層の基礎層板の間に長骨の長軸方向に配列する管状のオステオン（骨単位）があり、中心に血管を容れたハヴァース管と、その周囲を何層かで取り巻く同心円状の骨層板がある。

» ハヴァース管をつなぐように連絡するものをフォルクマン管といい、血管を容れている。

» 骨層板の部分にはカルシウムの微細針状結晶（ハイドロキシアパタイト）が沈着している。

» 骨の表面の骨膜は、関節部分以外のすべての骨の表面を覆う膜で、おもにコラーゲン線維からできている。骨膜には、骨をつくる骨芽細胞が存在し、骨の形成を行っている。骨が再生したり、太くなったりするのはこの部分からである。

» 骨は破壊と再生を繰り返していて、これを骨のリモデリングという。骨を形成するのは骨芽細胞で、破壊するのは破骨細胞である。破骨細胞は骨膜に結合して、骨を溶解させるが、その後から骨芽細胞が破壊されたその部分の骨を再生させる。

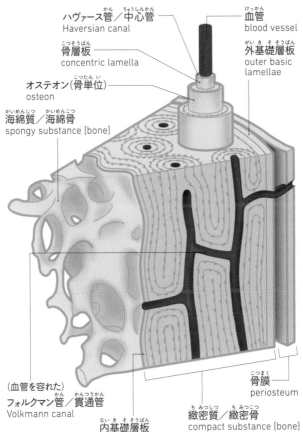

骨の構造

ハヴァース管／中心管
Haversian canal

血管
blood vessel

骨層板
concentric lamella

外基礎層板
outer basic lamellae

オステオン(骨単位)
osteon

海綿質／海綿骨
spongy substance [bone]

（血管を容れた）
フォルクマン管／貫通管
Volkmann canal

内基礎層板
inner basic lamellae

緻密質／緻密骨
compact substance [bone]

骨膜
periosteum

2

骨格系／筋系

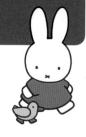

骨格系 skeletal system

関節
articulations／joints

関節の役割と種類

» 骨の連結には、

① 連続的なもの（たとえば頭蓋の縫合、寛骨の軟骨性接合、恥骨結合など）

② 非連続的な可動性連結（関節）

がある。

» 関節の構造を2本の長骨の骨端間を例に説明すると、骨端の表面は関節軟骨で覆われ（滑膜性連結ともいう）、全体を骨膜の続きの関節包が包む。

» 関節包で形成された閉鎖腔は関節腔といい、内面に少量の滑液を容れて関節面を潤している。

» 関節は形状により球関節、楕円関節、顆状関節、蝶番関節、鞍関節、平面関節などに分けられる。

» 関節には、股関節や肩関節などの単関節と、肘関節のように上腕骨・尺骨・橈骨で形成される複関節（腕尺関節・腕橈関節・上腕尺関節）とがある。

関節の構造

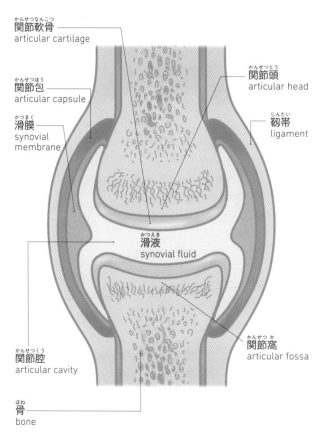

関節軟骨_{かんせつなんこつ}
articular cartilage

関節包_{かんせつほう}
articular capsule

滑膜_{かつまく}
synovial
membrane

関節頭_{かんせつとう}
articular head

靭帯_{じんたい}
ligament

滑液_{かつえき}
synovial fluid

関節窩_{かんせつか}
articular fossa

関節腔_{かんせつくう}
articular cavity

骨_{ほね}
bone

» おもな関節に、股関節、肩関節、肘関節がある。

» 股関節は、大腿骨と腸骨をつなぐ単関節で、関節の可動性からいうと球関節の1つである。球関節は、関節頭が球形になっていて、前後左右に動き、回転もできるので、最も可動性が高い関節である。

» 肩関節は、上腕骨と肩甲骨をつなぐ単関節で、これも球関節である。

» 上腕の肘関節は、複関節で、可動性からいうと車軸関節と蝶番関節の組み合わせである。

» 車軸関節は、関節頭が車軸、関節窩が軸受けとなって車軸の回転運動が可能である。

» 蝶番関節は、関節頭と関節窩が蝶番のように動く。

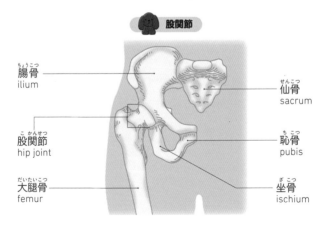

股関節

腸骨
ilium

仙骨
sacrum

股関節
hip joint

恥骨
pubis

大腿骨
femur

坐骨
ischium

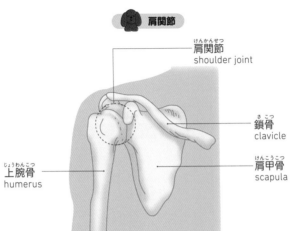

肩関節

肩関節
shoulder joint

鎖骨
clavicle

肩甲骨
scapula

上腕骨
humerus

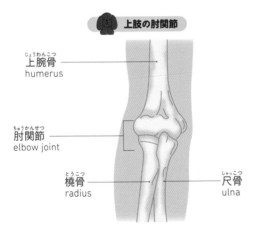

上肢の肘関節

上腕骨
humerus

肘関節
elbow joint

橈骨
radius

尺骨
ulna

2

骨格系／筋系

靭帯
ligaments

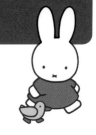

靭帯の働き

» 関節包(骨格を形成する骨を連結する)を補強するために強靭結合組織からなる靭帯があり、とくに関節で発達している。

» 靭帯には補強以外に、運動の指示や抑制に働くものもある。また、関節外にあるものと、関節内にあるもの、関節円板や関節半月などのように役割が限定されているもの、関節唇という関節面を広げると同時に脱臼を防ぐもの、などがある。

» ここでは、膝関節を例に挙げて説明する。膝関節は大腿骨・脛骨・膝蓋骨で形成される蝶番関節で、関節包の外から外側側副靭帯と内側側副靭帯が補強し、関節内では前十字靭帯と後十字靭帯が運動の方向を指示し抑制している。

» 関節腔内にはC字形の内側関節半月がある。中心部分は薄く、周辺は厚くて関節包に付いているので、関節面の補強と同時に外側関節半月とともにクッションの役割を果たす。

» 外側関節半月は関節包に一部付着するが、膝関節の運動とともに移動する。

» 腓骨には外側側副靭帯が付着するが、膝関節腔との連絡はない。

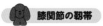

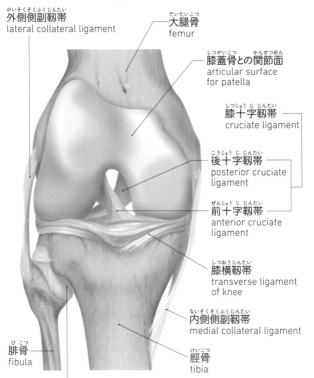

外側側副靱帯
lateral collateral ligament

大腿骨
femur

膝蓋骨との関節面
articular surface
for patella

膝十字靱帯
cruciate ligament

後十字靱帯
posterior cruciate
ligament

前十字靱帯
anterior cruciate
ligament

膝横靱帯
transverse ligament
of knee

内側側副靱帯
medial collateral ligament

腓骨
fibula

脛骨
tibia

前腓骨頭靱帯
anterior ligament of fibular head

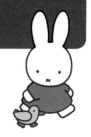

全身の筋肉
muscles of whole body

» 全身の筋は多数あるが、ここでは主要な筋を説明する。大部分は表在筋で深部筋は省略する。

» 全身の筋のうち、表情筋（ひょうじょうきん）と頭部の筋、咀嚼筋（そしゃくきん）、体幹前面（たいかん）の筋、体幹後面の筋、上肢の筋、下肢の筋についての概略を述べる。

表情筋

» 頭部にある皮筋（ひきん）で表情をつくる働きがあり、顔面神経（がんめんしんけい）に支配される。おもな筋を次に挙げる。

①両側の眉（まゆ）を上げて額（ひたい）に横皺（よこじわ）をつくる（前頭筋）。眉を内下方に寄せて眉間（みけん）に縦皺（たてじわ）をつくる（皺眉筋）。

②鼻根（びこん）に斜めの皺をつくる（鼻根筋）。鼻の穴を広げる（鼻筋）。

③眼を閉じる（眼輪筋）。

④口をすぼめる（口輪筋）。上唇（じょうしん）（小頬骨筋）や下唇（かしん）（下唇下制筋）を前に突き出す。

⑤口角（こうかく）を横に引く（笑筋）。頬をすぼめる（頬筋）。

⑥口角を強く下方に引く（口角下制筋と広頸筋）など。

» 耳介（じかい）に付く筋もあるがヒトでは退化的である。

表情筋

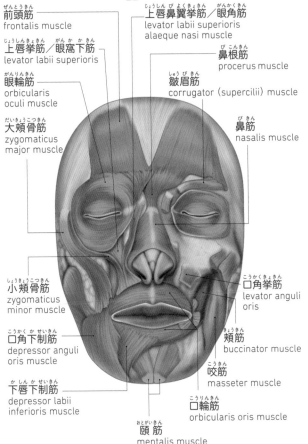

前頭筋 (ぜんとうきん)
frontalis muscle

上唇挙筋／眼窩下筋 (じょうしんきょきん／がんかかきん)
levator labii superioris

眼輪筋 (がんりんきん)
orbicularis
oculi muscle

大頬骨筋 (だいきょうこつきん)
zygomaticus
major muscle

上唇鼻翼挙筋／眼角筋 (じょうしんびよくきょきん／がんかくきん)
levator labii superioris
alaeque nasi muscle

鼻根筋 (びこんきん)
procerus muscle

皺眉筋 (しゅうびきん)
corrugator (supercilii) muscle

鼻筋 (びきん)
nasalis muscle

小頬骨筋 (しょうきょうこつきん)
zygomaticus
minor muscle

口角下制筋 (こうかくかせいきん)
depressor anguli
oris muscle

下唇下制筋 (かしんかせいきん)
depressor labii
inferioris muscle

頤筋 (おとがいきん)
mentalis muscle

口角挙筋 (こうかくきょきん)
levator anguli
oris

頬筋 (きょうきん)
buccinator muscle

咬筋 (こうきん)
masseter muscle

口輪筋 (こうりんきん)
orbicularis oris muscle

2

骨格系／筋系

041

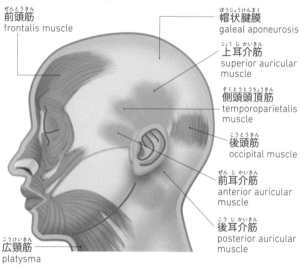

表情筋と頭部の筋肉

前頭筋
ぜんとうきん
frontalis muscle

帽状腱膜
ぼうじょうけんまく
galeal aponeurosis

上耳介筋
じょうじかいきん
superior auricular muscle

側頭頭頂筋
そくとうとうちょうきん
temporoparietalis muscle

後頭筋
こうとうきん
occipital muscle

前耳介筋
ぜんじかいきん
anterior auricular muscle

後耳介筋
こうじかいきん
posterior auricular muscle

広頸筋
こうけいきん
platysma

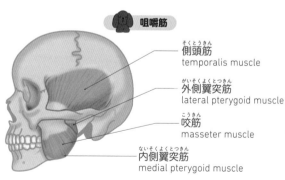

咀嚼筋

側頭筋
そくとうきん
temporalis muscle

外側翼突筋
がいそくよくとっきん
lateral pterygoid muscle

咬筋
こうきん
masseter muscle

内側翼突筋
ないそくよくとっきん
medial pterygoid muscle

咀嚼筋

» 三叉神経（さんさしんけい）の咀嚼筋枝（そしゃくきんし）に支配される。浅層（せんそう）に咬筋（こうきん）と側頭筋（そくとうきん）、深層（しんそう）に外側翼突筋（がいそくよくとつきん）と内側翼突筋（ないそくよくとつきん）がある。

» 咬筋、側頭筋、内側翼突筋が収縮すると下顎（したあご）が引き上げられて口が閉じる。外側翼突筋は下顎骨（かがくこつ）を前方へ引っ張る筋で、片方のみが収縮すると下顎が反対側を向き、両方が収縮すると下顎が前方に出る。

頸部と体幹前面の筋肉

» 頸部（けいぶ）では胸鎖乳突筋（きょうさにゅうとつきん）、上肢帯の三角筋（さんかくきん）、胸部（きょうぶ）では大胸筋（だいきょうきん）、小胸筋（しょうきょうきん）、前鋸筋（ぜんきょきん）、腹部の腹直筋（ふくちょくきん）、外腹斜筋（がいふくしゃきん）などがある（P.044 図）。

» 大胸筋は胸前面の幅広い筋で、肩関節（けんかんせつ）の運動を行う。小胸筋は肩甲骨（けんこうこつ）を引き下げる。前鋸筋は肩甲骨を前方に引く筋である。

» 腹部の筋が収縮すると、腹圧（内圧）を高め、排便、排尿を促し、横隔膜（おうかくまく）を押し上げて呼吸を促す。

頸部と体幹後面の筋肉

» 頸部では頭板状筋（とうばんじょうきん）、上肢帯の僧帽筋（そうぼうきん）、三角筋、背部では広背筋（こうはいきん）、棘上筋（きょくじょうきん）、棘下筋（きょくかきん）、菱形筋（りょうけいきん）、下肢帯の大殿筋（だいでんきん）などが見られる（P.045 図）。

» 背部の筋は、おもに脊柱（せきちゅう）を支えるためにある。

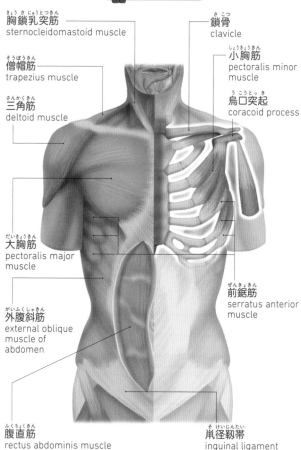

胸・腹部の筋肉

胸鎖乳突筋
きょう さ にゅうとつきん
sternocleidomastoid muscle

僧帽筋
そうぼうきん
trapezius muscle

三角筋
さんかくきん
deltoid muscle

大胸筋
だいきょうきん
pectoralis major
muscle

外腹斜筋
がいふくしゃきん
external oblique
muscle of
abdomen

腹直筋
ふくちょくきん
rectus abdominis muscle

鎖骨
さ こつ
clavicle

小胸筋
しょうきょうきん
pectoralis minor
muscle

烏口突起
う こうとっき
coracoid process

前鋸筋
ぜんきょきん
serratus anterior
muscle

鼠径靭帯
そ けいじんたい
inguinal ligament

044

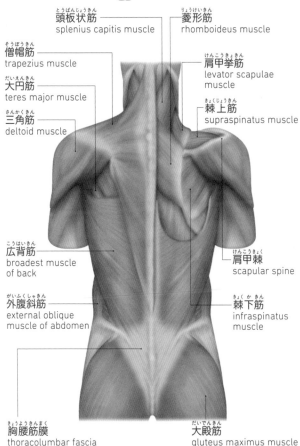

背部の筋肉

頭板状筋
とうばんじょうきん
splenius capitis muscle

菱形筋
りょうけいきん
rhomboideus muscle

僧帽筋
そうぼうきん
trapezius muscle

肩甲挙筋
けんこうきょきん
levator scapulae
muscle

大円筋
だいえんきん
teres major muscle

棘上筋
きょくじょうきん
supraspinatus muscle

三角筋
さんかくきん
deltoid muscle

広背筋
こうはいきん
broadest muscle
of back

肩甲棘
けんこうきょく
scapular spine

外腹斜筋
がいふくしゃきん
external oblique
muscle of abdomen

棘下筋
きょくかきん
infraspinatus
muscle

胸腰筋膜
きょうようきんまく
thoracolumbar fascia

大殿筋
だいでんきん
gluteus maximus muscle

上肢の筋肉（前面）

» 上肢前面に見られる筋で、上肢帯では三角筋、大胸筋など
　がある（P.048図）。

» 上腕では上腕二頭筋、上腕筋などがある。

» 前腕では、円回内筋、腕橈骨筋、橈側手根屈筋、長掌筋、
　尺側手根屈筋、浅指屈筋などがある。手首の関節や指関節
　を曲げたりする筋である。

» 手指の屈筋群の腱は屈筋支帯の下層を通るが、長掌筋腱の
　み表層を通る。

» 手では母指球（短母指外転筋、短母指屈筋、母指対立筋など）、母指
　内転筋（横頭）、小指球筋（小指外転筋、短小指屈筋、小指対立筋）な
　どがある。

上肢の筋肉（後面）

» 上肢後面に見られる筋で、上肢帯では、三角筋、僧帽筋、
　棘下筋、大円筋、広背筋などがある（P.049図）。

» 上腕では上腕三頭筋が、前腕では腕橈骨筋、肘筋、長橈側
　手根伸筋、短橈側手根伸筋、尺側手根屈筋、尺側手根伸
　筋、総指伸筋などがある。

下肢の筋肉（前面）

» 大腿では、腸腰筋、恥骨筋、長内転筋、縫工筋、中殿筋、大腿筋膜張筋、大腿四頭筋 (大腿直筋・外側広筋・内側広筋・大腿直筋の下層の中間広筋) などがある (P.050図)。

» 大腿四頭筋は、大腿や下腿を伸展させる最大の筋である。

» 下腿では膝蓋腱 (大腿四頭筋の腱)、長腓骨筋、前脛骨筋、短指伸筋、長指伸筋などがあり、本図 (P.050図) では下腿がやや外旋位にあるために腓腹筋やヒラメ筋の一部が見える。

下肢の筋肉（後面）

» 下肢帯の大殿筋、大腿では大腿二頭筋、半腱様筋、半膜様筋、薄筋、大内転筋などがある (P.051図)。

» 特殊な構造としては腸脛靱帯、鵞足、膝窩などがある。

» 下腿には下腿三頭筋 (腓腹筋、ヒラメ筋)、短腓骨筋腱、アキレス腱 (下腿三頭筋腱で、踵骨腱ともいう) がある。

2

骨格系／筋系

上肢の筋肉（前面）

三角筋
deltoid muscle

大胸筋
pectoralis major muscle

上腕二頭筋
biceps brachii muscle

上腕筋
brachialis muscle

腕橈骨筋
brachioradialis muscle

橈側手根屈筋
flexor carpi radialis muscle

尺側手根屈筋
flexor carpi ulnaris muscle

短母指外転筋
abductor pollicis
brevis muscle

母指内転筋
addactor pollicis muscle

円回内筋
pronator teres muscle

長掌筋
palmaris longus muscle

浅指屈筋
flexor digitorum
superficialis muscle

屈筋支帯
flexor retinaculum

小指球筋
hypothenar muscle

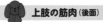

上肢の筋肉（後面）

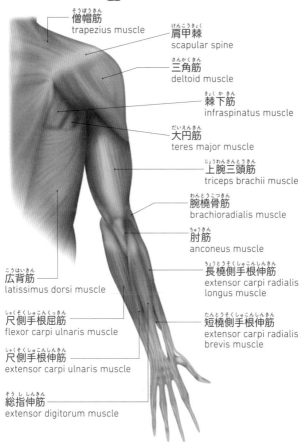

僧帽筋
trapezius muscle

肩甲棘
scapular spine

三角筋
deltoid muscle

棘下筋
infraspinatus muscle

大円筋
teres major muscle

上腕三頭筋
triceps brachii muscle

腕橈骨筋
brachioradialis muscle

肘筋
anconeus muscle

広背筋
latissimus dorsi muscle

長橈側手根伸筋
extensor carpi radialis
longus muscle

尺側手根屈筋
flexor carpi ulnaris muscle

短橈側手根伸筋
extensor carpi radialis
brevis muscle

尺側手根伸筋
extensor carpi ulnaris muscle

総指伸筋
extensor digitorum muscle

2

骨格系／筋系

下肢の筋肉（前面）

腸腰筋
iliopsoas muscle

大腿筋膜張筋
tensor fasciae latae muscle

大腿直筋*
vastus lateralis muscle

外側広筋*
vastus lateralis muscle

膝蓋靭帯／膝蓋腱
patellar ligament／patellar tendon

長腓骨筋
peroneus longus muscle

前脛骨筋
tibialis anterior muscle

下伸筋支帯
inferior extensor retinaculum

短指伸筋
extensor digitorum brevis muscle

鼡径靭帯
inguinal ligament

恥骨筋
pectineus muscle

長内転筋
adductor longus muscle

縫工筋
sartorius muscle

＊の付いた筋肉と大腿直筋の下層にある中間広筋を合わせて大腿四頭筋という。

内側広筋*
vastus medialis muscle

腓腹筋
gastrocnemius muscle

ヒラメ筋
soleus muscle

長指伸筋
extensor digitorum longus muscle

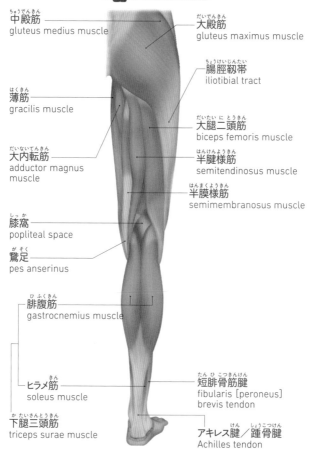

下肢の筋肉（後面）

中殿筋
ちゅうでんきん
gluteus medius muscle

大殿筋
だいでんきん
gluteus maximus muscle

腸脛靱帯
ちょうけいじんたい
iliotibial tract

薄筋
はくきん
gracilis muscle

大腿二頭筋
だいたいにとうきん
biceps femoris muscle

大内転筋
だいないてんきん
adductor magnus muscle

半腱様筋
はんけんようきん
semitendinosus muscle

半膜様筋
はんまくようきん
semimembranosus muscle

膝窩
しっか
popliteal space

鵞足
がそく
pes anserinus

腓腹筋
ひふくきん
gastrocnemius muscle

ヒラメ筋
きん
soleus muscle

短腓骨筋腱
たんひこつきんけん
fibularis [peroneus] brevis tendon

下腿三頭筋
かたいさんとうきん
triceps surae muscle

アキレス腱／踵骨腱
けん　しょうこつけん
Achilles tendon

筋系 muscular system

筋肉の構造
structure of muscles

骨格筋の構造

» 骨格筋は、筋上膜に包まれた筋の中に、筋周膜に包まれた筋線維束が多数あり、そのさらに内部に筋内膜に包まれた筋線維（筋細胞）がある、という構造をもつ。筋内膜は筋線維を取り巻く結合組織である。

» 筋細胞は細長い線維状の構造なので、筋線維ともいう。

» 筋線維は、さらに筋形質膜に囲まれた多数の筋原線維束からなる。筋線維は内部には核がなく、周囲の筋形質に核を有する。

» 筋形質は、染色切片で見ると、ほぼ一定間隔で横紋を見ることができる。

» 筋原線維の内部は、太い筋フィラメント（糸状構造）であるミオシンと細い筋フィラメントのアクチンが規則正しく並んでいる。横紋の縞模様が見えるのは、2つのフィラメントが規則的に配列して、明るいI帯と暗いA帯が交互に現れるためである。

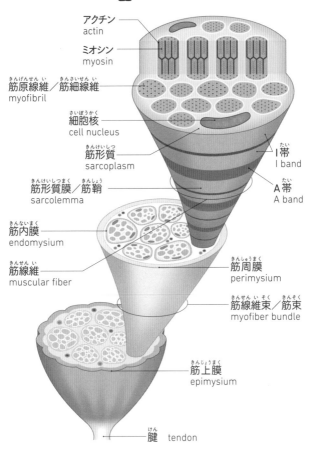

骨格筋の構造

アクチン
actin

ミオシン
myosin

筋原線維／筋細線維
myofibril

細胞核
cell nucleus

筋形質
sarcoplasm

筋形質膜／筋鞘
sarcolemma

筋内膜
endomysium

筋線維
muscular fiber

I帯
I band

A帯
A band

筋周膜
perimysium

筋線維束／筋束
myofiber bundle

筋上膜
epimysium

腱 tendon

2

骨格系／筋系

053

» 筋線維には3種類ある。骨格筋、平滑筋、心筋である。

骨格筋

» 骨格筋は、体性運動神経によって支配されており、意志により動かすことのできる随意筋である。体幹、四肢、顔面などのからだを動かす筋肉である。

» 骨格筋には筋線維束が多数あり、その内部に筋線維（筋細胞）がある。筋線維は、さらに多数の筋原線維束からなる。内部には核がなく、周囲の筋形質に核を有する。

» 筋原線維にはアクチンとミオシンが規則正しく配列し、ほぼ一定間隔で横紋を見ることができる。

平滑筋

» 平滑筋は細くて短い筋線維の集合体で、血管壁や消化管壁などに見られる。横紋は見られない。

» 平滑筋は自律神経にコントロールされている不随意筋で、自らの意志によっては動かせない。

» 1本の筋線維に対し、細胞核は1つである。

心筋

» 心筋は、興奮伝導系を形づくる特殊心筋と、心臓の壁を形づくる固有心筋からなる。

» 固有心筋は心臓壁の中層にある筋線維で、骨格筋のような横紋をもち、ところどころで筋線維が合体しているので、合胞体ともいう。

» 心筋は横紋筋であるが、意志では動かせない不随意筋である。

» 1本の筋線維に対し、細胞核は1つである。

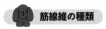
筋線維の種類

骨格筋
skeletal muscle

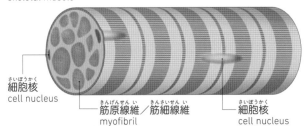

さいぼうかく
細胞核
cell nucleus

きんげんせんい／きんさいせんい
筋原線維／筋細線維
myofibril

さいぼうかく
細胞核
cell nucleus

平滑筋
smooth muscle

さいぼうかく
細胞核
cell nucleus

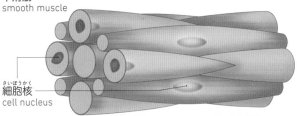

心筋
cardiac muscle

かいざいばん
介在板
intercalated disk

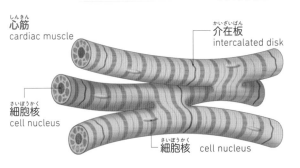

さいぼうかく
細胞核
cell nucleus

さいぼうかく
細胞核　cell nucleus

筋系 muscular system

筋収縮のメカニズム
mechanism of muscle contraction

アクチンとミオシンの滑走

» 骨格筋の筋原線維は、筋節という機能的な単位が長軸方向に規則的に並んでできている。この筋節は、アクチンという細いフィラメント（直径約80Å［オングストローム]）と、ミオシンという太いフィラメント（直径約150Å）が規則的に配列された構造になっている。

» 細いアクチンフィラメントは、トロポミオシンという線維状のタンパク質の周囲を、アクチンという球状タンパク質が螺旋状に連なって2本巻き付いたようになっており、ところどころにトロポニンというタンパク質が付いている。

» 太いミオシンフィラメントは、2つの頭部と細長い尾部をもつミオシンというタンパク質からできている。

カルシウムイオンと筋収縮

» 運動神経からのインパルスが神経―筋接合部に伝わると、骨格筋は興奮して活動電位を発生する。すると、筋小胞体に溜まっているカルシウムイオン（Ca^{2+}）が、筋細胞の細胞質内に大量に放出され、トロポニンと結合して筋肉が収縮を始める。

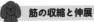

筋の収縮と伸展

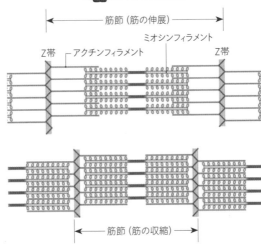

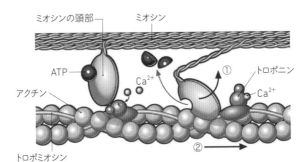

カルシウムイオン（Ca^{2+}）がトロポニンに結合すると、ミオシンの頭部がアクチンに結合し、ATP（アデノシン三リン酸）のエネルギーを使って、①首をふって、②アクチンを動かす。

骨格系／筋系

» 筋線維の収縮は、フィラメント自体の収縮によるのではなく、ミオシンの頭部がアクチンと結合することによって位置関係が変わることで起こる。つまり、アクチンフィラメントがミオシンフィラメントの間に入り込んで滑走するために、筋節全体が短縮するものと考えられている（滑走説）。

» 細胞質の Ca^{2+} 濃度が高くなると、Ca^{2+} ポンプが作動し、放出した Ca^{2+} は回収されていく。すると、細胞質の Ca^{2+} 濃度が低下し、Ca^{2+} がトロポニンからはずれるため、筋は弛緩する。

» 筋収縮において Ca^{2+} は、収縮の引き金を引く役割をすると同時に、弛緩するきっかけにもなる。

筋収縮とエネルギー

» 筋肉が収縮するときは、ATP（アデノシン三リン酸）を分解してエネルギーとして利用する。

» このときのATPは、次の3つによって供給される。

　①筋肉中に存在するクレアチンリン酸の分解による短時間の供給。

　②無酸素下で、ブドウ糖から乳酸を生成する解糖系による供給。

　③有酸素下におけるブドウ糖の解糖（クエン酸回路による）による供給。

» とくに③によってATPが大量につくられる。

第**3**章

循環器系／呼吸器系

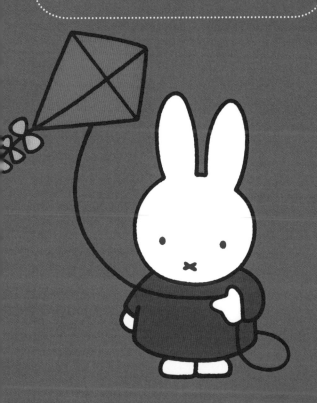

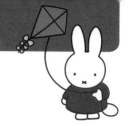

心臓
heart

心臓の構造

» 循環器系には、心臓、血管系、リンパ系が含まれる。

» 心臓はこぶし大の中腔性の構造で、左右の肺の間の縦隔内にある。心臓には左右の心房と心室の4腔があり、心臓壁は心内膜、心筋層、心外膜からなる。

» 心臓壁の厚さは部位により異なり、心筋層の厚さで決まる。心房壁は薄く、心室壁は厚い。左心室と右心室の壁の厚さは約3：1である。

» 心臓の内腔を見ると、左右の心房は平滑であるが、左右の心室は索状の心筋線維束のために凹凸があり、その一部は乳頭筋を形成して、その先端に始まる腱索は房室弁に付着して弁の反転を防いでいる。

» 縦隔内での心臓は、強靭な厚い線維性心膜で袋状にゆるく包まれている。この膜に裏打ちするように薄い漿液性心膜壁側板が付着している。さらにこの膜の内側には漿液性心膜臓側板があり、心臓表面に密着して心臓を覆っている。

» 2葉の漿液性心膜の間にはわずかな腔があり、心嚢といってわずかな漿液を容れている。心臓の収縮にとって、この心嚢とわずかな漿液は大切な構造といえる。

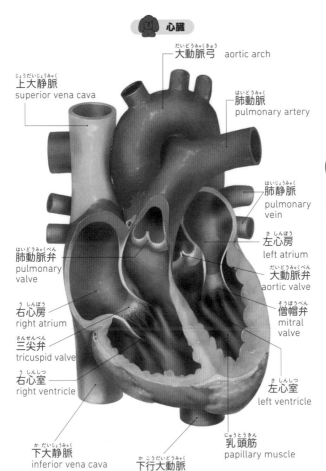

心臓

大動脈弓 aortic arch

上大静脈
superior vena cava

肺動脈
pulmonary artery

肺静脈
pulmonary vein

左心房
left atrium

肺動脈弁
pulmonary valve

大動脈弁
aortic valve

右心房
right atrium

僧帽弁
mitral valve

三尖弁
tricuspid valve

右心室
right ventricle

左心室
left ventricle

乳頭筋
papillary muscle

下大静脈
inferior vena cava

下行大動脈
descending aorta

3 循環器系／呼吸器系

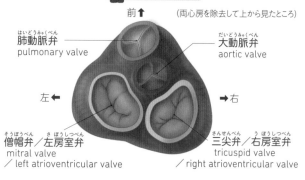

心臓の4つの弁

前↑　（両心房を除去して上から見たところ）

肺動脈弁
pulmonary valve

大動脈弁
aortic valve

左←　　→右

僧帽弁／左房室弁
mitral valve
／ left atrioventricular valve

三尖弁／右房室弁
tricuspid valve
／ right atrioventricular valve

» 心臓が血液循環を行うポンプとして働くうえでの重要な構造は、心筋層、4つの心臓弁（上図）、特殊心筋線維からなる刺激伝導系、自律神経系による心臓の支配神経、心臓壁に血液を供給する冠状動脈などである。

心臓の血管

心臓壁の動脈

» 大動脈円錐の部分から分岐して、心臓壁に動脈血を供給する動脈系が、左右の冠状動脈である。
» 左右の大動脈弁の直上で始まる冠状動脈は、心房と心室の間の冠状溝から心室表面へと現れる。
» 左冠状動脈は太く、回旋枝を出した後、前室間枝として心臓前面を下り、左右心室と心室中隔に分布する。回旋枝は

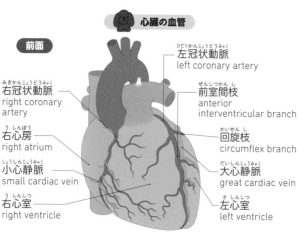

心臓の血管

前面

左冠状動脈
(ひだりかんじょうどうみゃく)
left coronary artery

右冠状動脈
(みぎかんじょうどうみゃく)
right coronary artery

前室間枝
(ぜんしつかんし)
anterior interventricular branch

右心房
(うしんぼう)
right atrium

回旋枝
(かいせんし)
circumflex branch

小心静脈
(しょうしんじょうみゃく)
small cardiac vein

大心静脈
(だいしんじょうみゃく)
great cardiac vein

右心室
(うしんしつ)
right ventricle

左心室
(さしんしつ)
left ventricle

後面

大心静脈
(だいしんじょうみゃく)
great cardiac vein

左心房
(さしんぼう)
left atrium

回旋枝
(かいせんし)
circumflex branch

右心房
(うしんぼう)
right atrium

左心室後静脈
(さしんしつこうじょうみゃく)
left ventricular posterior vein

冠状静脈洞
(かんじょうじょうみゃくどう)
coronary sinus

左心室
(さしんしつ)
left ventricle

小心静脈
(しょうしんじょうみゃく)
small cardiac vein

後室間枝
(こうしつかんし)
posterior interventricular branch

右心室
(うしんしつ)
right ventricle

右冠状動脈
(みぎかんじょうどうみゃく)
right coronary artery

中心静脈
(ちゅうしんじょうみゃく)
middle cardiac vein

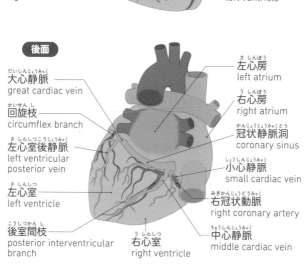

3

循環器系／呼吸器系

心臓後面に回り、左心房と左心室の後部に分布する。

» 右冠状動脈は心臓後面に赴き、後室間枝として両心室に分布する。

心臓壁の静脈

» 心臓壁からの静脈血を集める静脈は、大部分が最終的に心臓の後面で、心房と心室の境をなす冠状溝の部位にある冠状静脈洞に集まり、下大静脈口の直下で右心房に開く。

» 左心室前面で心尖から前室間溝に沿って走る大心静脈は、冠状溝に達すると心臓後面に回り、冠状静脈洞で左心室後静脈や左心房斜静脈とともに合流する。

» 後室間溝に沿って走る中心静脈は、左右心室後面からのもので、小心静脈とともに冠状静脈洞に入る。

» 右心室前面からは前心静脈が右心房に流入する。

刺激伝導系

» 心臓の筋肉（心筋）は固有心筋と特殊心筋からできている。

» 固有心筋は、骨格筋と同様にアクチンフィラメントとミオシンフィラメントを含む横紋筋で構成されているが、自律神経系に支配される不随意筋である点などが骨格筋とは異なっている。

» 心筋細胞は、介在板と呼ばれる特殊な細胞膜でイオン透過性の高い結合（ギャップ結合）をしており、そのため活動電位が伝わりやすく、多くの心筋細胞がほぼ同時に興奮できる性質をもっている。

» 特殊心筋は自動性をもっており、まるで神経のように興奮し、

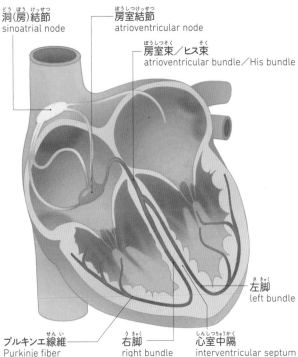

洞(房)結節
<ruby>洞<rt>どう</rt></ruby><ruby>房<rt>ぼう</rt></ruby><ruby>結節<rt>けっせつ</rt></ruby>
sinoatrial node

房室結節
<ruby>房室結節<rt>ぼうしつけっせつ</rt></ruby>
atrioventricular node

房室束／ヒス束
<ruby>房室束<rt>ぼうしつそく</rt></ruby>／ヒス<ruby>束<rt>そく</rt></ruby>
atrioventricular bundle／His bundle

左脚
<ruby>左脚<rt>さきゃく</rt></ruby>
left bundle

プルキンエ線維
<ruby>線維<rt>せんい</rt></ruby>
Purkinje fiber

右脚
<ruby>右脚<rt>うきゃく</rt></ruby>
right bundle

心室中隔
<ruby>心室中隔<rt>しんしつちゅうかく</rt></ruby>
interventricular septum

固有心筋にその電気的興奮を伝えることができる。

» この興奮を伝える仕組みを<ruby>刺激伝導系<rt>しげきでんどうけい</rt></ruby>と呼ぶ。

» 右心房の<ruby>洞結節<rt>どうけっせつ</rt></ruby>にあるペースメーカー細胞に発生した電気的興奮は、左右の心房全体に伝導し、心房収縮が起こる。

心電図の波形

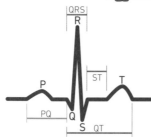

心電図の波形

洞結節の興奮に始まる心房収縮に対応するP波、心室の興奮開始に伴って発生する鋭いQRS波、および心室の興奮終了に対応するT波が区別される。PQは興奮が心房から心室に伝わる時間、STは心室全体が興奮している時間、QTは心室の興奮開始から終了までを示す時間である。

» 次にその興奮は、右心房と右心室の境界付近にある房室結節（田原の結節）に伝わり、続くヒス束から心室中隔の左脚・右脚を経由して左右のプルキンエ線維へと広がり、心室全体が収縮する。

心周期と心音の聴取

» 心臓の拍動から次の拍動までの経過を心周期と呼ぶ。心周期は、心臓が血液を貯留する拡張期と、それに続いて全身に血液を送り出す収縮期で構成される。

» 洞結節の興奮は拡張期の終わり頃から始まるが、その後の心房収縮に続いて心室収縮が始まると心室内圧が高まり、左右の房室弁（僧帽弁と三尖弁）が閉じる。

» 胸に聴診器を当てて聴くと、その時発生する心音を第Ⅰ音として聴取することができる。すなわち第Ⅰ音の発生は、心周期における収縮期の開始とほぼ一致する。

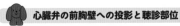

心臓弁の前胸壁への投影と聴診部位

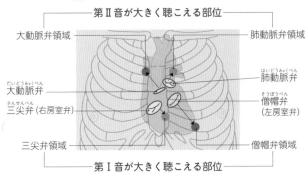

┌────── 第Ⅱ音が大きく聴こえる部位 ──────┐

大動脈弁領域　　　　　　　　　　　　　　　肺動脈弁領域

大動脈弁（だいどうみゃくべん）　　　　　　　　　肺動脈弁（はいどうみゃくべん）

三尖弁（さんせんべん）（右房室弁）　　　　　　　僧帽弁（そうぼうべん）（左房室弁）

三尖弁領域　　　　　　　　　　　　　　　僧帽弁領域

└────── 第Ⅰ音が大きく聴こえる部位 ──────┘

» 心室が収縮を終え拡張し始めると、心室内圧が低下し、肺動脈（はい どうみゃく）と大動脈（だいどうみゃく）にある半月弁（はんげつべん）（肺動脈弁と大動脈弁）が閉じて、血液の逆流を防ぐ。このとき発生する音が第Ⅱ音である。したがって第Ⅱ音は拡張期の開始時期に相当する。

» 図に正面から見た弁のおおよその位置関係と心音を聴取しやすい部位を示す。

» 心音は胸部のどこでも聴取できるが、第Ⅰ音は心尖部（しんせん ぶ）に近い第5肋間（ろっかん）付近で最も大きくやや鈍い音として聴取され、第Ⅱ音は心基部（しんき ぶ）に近い第2肋間で最も大きく、やや甲高い音として聴取される。正常な心音は比較的はっきりとした「トントン」という音であるが、心臓弁膜症（しんぞうべんまくしょう）などで弁の開閉に異常があると、血液が逆流したり弁の狭いすき間から勢いよく血液が駆出されるため、「ザー」という摩擦音（心雑音）が聴取される。

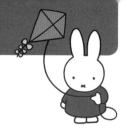

循環
circulation

体循環と肺循環

» 心臓は、そのポンプ作用により体循環 (大循環) と肺循環 (小循環) を同時に規則正しく繰り返すことで、血液に含まれる物質を全身に輸送する働きをしている。

» 1回に左心室から全身に拍出される血液の量 (1回拍出量) は、安静時でおおよそ70mLである。1分間に心臓が拍動する数 (心拍数) を約70回/分とすると、1分間における拍出量 (分時拍出量) は、70×70＝4,900なので、おおよそ5Lとなる。したがって、1日7,200Lの血液が体内を循環する計算になる。

» 体循環では、主として左心系の働きにより、左心室→動脈系→毛細血管網・組織→静脈系→右心房の経路で、酸素の多い動脈血を全身の組織に送り、酸素が少なく二酸化炭素の多い静脈血を右心に返す。

» 肺循環では、右心系の働きにより、右心室→肺動脈→肺の毛細血管・肺胞→肺静脈→左心房の経路で静脈血を肺に送り、肺胞で二酸化炭素と酸素の交換をして、動脈血を左心に返す。

» 肺動脈には静脈血が、肺静脈には動脈血が流れているので、注意が必要である。

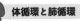

体循環と肺循環

大循環／体循環
だいじゅんかん／たいじゅんかん
greater circulation／
systemic circulation

小循環／肺循環
しょうじゅんかん／はいじゅんかん
lesser circulation／
pulmonary circulation

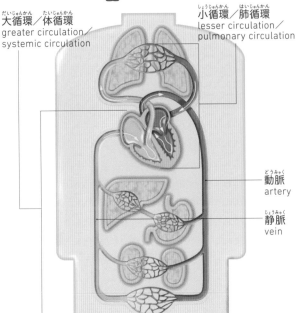

動脈
どうみゃく
artery

静脈
じょうみゃく
vein

» 安静時の体循環における各臓器への血液配分は、脳が約
15%、肝臓・消化管が20〜25%、腎臓が約20%、骨格筋
が15〜20%、心臓自体が約5%、皮膚その他が10〜15%
である。しかし、運動時では、骨格筋への血液供給は80〜
85%まで増え、その分、消化管や腎臓への血液供給はそれ
ぞれ5%程度に減ってしまう。

血管系
vascular system

おもな動脈

» 血管系は動脈系と静脈系に分けられる。
» 動脈系の本幹は大動脈で、左心室から始まると肺動脈の後方で上右前方へ向かい、右肺動脈と左気管支を越えて弓状となり、左後方に向かい、脊柱の左側を下降する。
» 大動脈は基部の円錐、上行大動脈、大動脈弓、下行大動脈に分けられる。

大動脈弓の分枝

» 大動脈弓は、上行大動脈に続いて始まり、弓状に左後方に走る部分をいう。途中で腕頭動脈、左総頸動脈、左鎖骨下動脈などの動脈を分岐する。
» 腕頭動脈は右総頸動脈、右椎骨動脈、右鎖骨下動脈などに分かれる。左鎖骨下動脈は左椎骨動脈に分岐する。
» 総頸動脈は内外頸動脈に分かれる。外頸動脈は顔面や頭蓋壁に、内頸動脈と椎骨動脈は脳に、鎖骨下動脈は上肢に分布する。

胸大動脈の分枝

» 胸大動脈の壁側枝は、肋間動脈、上横隔動脈、肋下動脈な

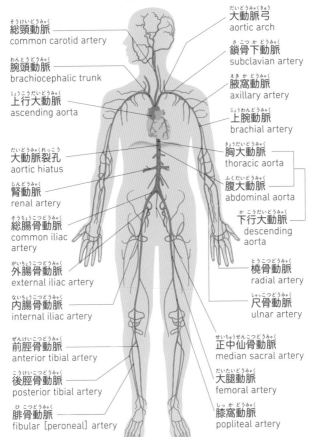

おもな動脈

そうけいどうみゃく
総頸動脈
common carotid artery

わんとうどうみゃく
腕頭動脈
brachiocephalic trunk

じょうこうだいどうみゃく
上行大動脈
ascending aorta

だいどうみゃくれっこう
大動脈裂孔
aortic hiatus

じんどうみゃく
腎動脈
renal artery

そうちょうこつどうみゃく
総腸骨動脈
common iliac artery

がいちょうこつどうみゃく
外腸骨動脈
external iliac artery

ないちょうこつどうみゃく
内腸骨動脈
internal iliac artery

ぜんけいこつどうみゃく
前脛骨動脈
anterior tibial artery

こうけいこつどうみゃく
後脛骨動脈
posterior tibial artery

ひこつどうみゃく
腓骨動脈
fibular [peroneal] artery

だいどうみゃくきゅう
大動脈弓
aortic arch

さこつかどうみゃく
鎖骨下動脈
subclavian artery

えきかどうみゃく
腋窩動脈
axillary artery

じょうわんどうみゃく
上腕動脈
brachial artery

きょうだいどうみゃく
胸大動脈
thoracic aorta

ふくだいどうみゃく
腹大動脈
abdominal aorta

かこうだいどうみゃく
下行大動脈
descending aorta

とうこつどうみゃく
橈骨動脈
radial artery

しゃくこつどうみゃく
尺骨動脈
ulnar artery

せいちゅうせんこつどうみゃく
正中仙骨動脈
median sacral artery

だいたいどうみゃく
大腿動脈
femoral artery

しっかどうみゃく
膝窩動脈
popliteal artery

3
循環器系／呼吸器系

どで、臓側枝は気管支動脈、食道動脈、心膜枝、縦隔枝などである。

腹大動脈の分枝

» 腹大動脈の壁側枝は、下横隔動脈、腰動脈、正中仙骨動脈などである。

» 臓側枝は、腹腔動脈（左胃動脈、総肝動脈、脾動脈に分岐）、上腸間膜動脈、下腸間膜動脈、腎上体動脈、腎動脈、精巣動脈（または卵巣動脈）などである。

総腸骨動脈の分枝

» 腹大動脈の最終枝で大腰筋の内方を走り、仙腸関節の前で内腸骨動脈と外腸骨動脈に分かれる。

» 内腸骨動脈の分枝は骨盤内に分布する動脈の本幹で、腸腰動脈、外側仙骨動脈、閉鎖動脈、上殿動脈、下殿動脈などの壁側枝と、臍動脈、下膀胱動脈、精管動脈（または子宮動脈）、中直腸動脈、内陰部動脈などの臓側枝を分岐する。

外腸骨動脈の分枝

» 下肢に分布する動脈の本幹で、仙腸関節前面から鼡径靱帯の下層の血管裂孔の部分で大腿動脈に続く。

» 下腹壁動脈と深腸骨回旋動脈を分岐する。

下行大動脈

» 下行大動脈は、横隔膜を貫き、大動脈裂孔より上方の胸大動脈と、下方の腹大動脈に分けられる。

» 腹大動脈は、第4腰椎レベルで、太い左右の総腸骨動脈と細い正中仙骨動脈に分かれて終わる。

» 全身の静脈系は、上半身から静脈血を集めて上大静脈を経て右心房に入るものと、下半身から静脈血を集めて下大静脈を経て右心房に入るものがある。

上大静脈

» 左右の腕頭静脈が、右第1肋軟骨内側端の後方で合流して上大静脈となる。

腕頭静脈

» 内頸静脈と鎖骨下静脈が合流して腕頭静脈となる。左右で長さが異なり、左側は右側の約3倍の長さ（6～7cm）がある。下甲状腺静脈、椎骨静脈、深頸静脈、内胸静脈、最上肋間静脈などが合流する。

» 腕頭静脈は、検査目的、治療目的、あるいは高カロリー輸液を行う中心静脈栄養のカテーテル注入部位である。

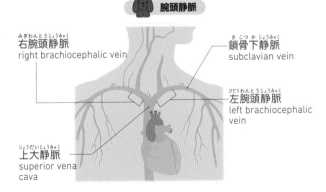

腕頭静脈

右腕頭静脈
right brachiocephalic vein

鎖骨下静脈
subclavian vein

左腕頭静脈
left brachiocephalic vein

上大静脈
superior vena cava

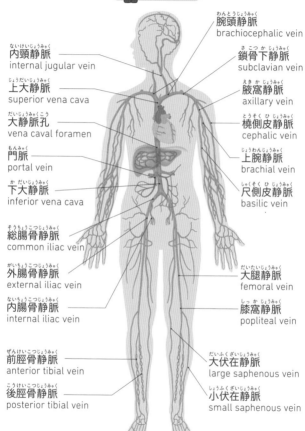

おもな静脈

腕頭静脈
（わんとうじょうみゃく）
brachiocephalic vein

鎖骨下静脈
（さこつかじょうみゃく）
subclavian vein

腋窩静脈
（えきかじょうみゃく）
axillary vein

橈側皮静脈
（とうそくひじょうみゃく）
cephalic vein

上腕静脈
（じょうわんじょうみゃく）
brachial vein

尺側皮静脈
（しゃくそくひじょうみゃく）
basilic vein

内頸静脈
（ないけいじょうみゃく）
internal jugular vein

上大静脈
（じょうだいじょうみゃく）
superior vena cava

大静脈孔
（だいじょうみゃくこう）
vena caval foramen

門脈
（もんみゃく）
portal vein

下大静脈
（かだいじょうみゃく）
inferior vena cava

総腸骨静脈
（そうちょうこつじょうみゃく）
common iliac vein

外腸骨静脈
（がいちょうこつじょうみゃく）
external iliac vein

内腸骨静脈
（ないちょうこつじょうみゃく）
internal iliac vein

大腿静脈
（だいたいじょうみゃく）
femoral vein

膝窩静脈
（しっかじょうみゃく）
popliteal vein

前脛骨静脈
（ぜんけいこつじょうみゃく）
anterior tibial vein

後脛骨静脈
（こうけいこつじょうみゃく）
posterior tibial vein

大伏在静脈
（だいふくざいじょうみゃく）
large saphenous vein

小伏在静脈
（しょうふくざいじょうみゃく）
small saphenous vein

内頸静脈

» 頭蓋腔内の静脈を集める硬膜静脈洞は、最終的にS状静脈洞に集まり、頸静脈孔から内頸静脈として頭蓋外に現れる。頸動脈鞘を通り、鎖骨下静脈と合流して腕頭静脈に入る。途中で咽頭静脈、舌静脈、顔面静脈、下顎後静脈などが流入する。

鎖骨下静脈

» 上肢の静脈を集める上腕静脈が腋窩静脈となり、さらに鎖骨下静脈に移行し、内頸静脈と合流して腕頭静脈となる。

上肢皮静脈

» 主要な皮静脈に橈側皮静脈と尺側皮静脈(貴要静脈)があり、これらの静脈に流れる肘静脈にはいろいろな形態がある。

下大静脈

» 下半身からの静脈を集める本幹で、第4か第5腰椎レベルで左右の総腸骨静脈が合流して下大静脈となる。

» 腹大動脈の右を上行し、肝臓の後面で横隔膜の大静脈孔を貫いて胸腔に入り、すぐに右心房に流入する。

» 下大静脈には腰静脈、腎静脈、肝静脈、精巣静脈(または卵巣静脈)、下横隔静脈などが流入する。

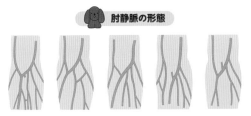

肘静脈の形態

血管の構造
structures of blood vessels

動脈と静脈と毛細血管

» 動脈は3種類に分けられる。弾性型動脈、筋型動脈、小動脈である。弾性型動脈は大動脈、肺動脈、大動脈の太い分枝などで、血管壁がおもに弾性線維からなる。筋型動脈は体内で最も多くを占める動脈で、血管壁に多くの平滑筋線維を含んでいる。小動脈は血管壁に薄い平滑筋層をもつ細い動脈である。

» 動脈の一般構造は内膜（内皮細胞と内皮下結合組織）、中膜（平滑筋線維が主体）、外膜（おもに結合組織）からなる。中型の筋型動脈では内膜に接して内弾性板があり、太い筋型動脈では中膜の外側に外弾性板が見られる。

» 静脈は小静脈と太い静脈があり、動脈に比べて血管壁が薄くて内径が大きい。四肢の静脈はところどころに内膜が変化した静脈弁があり、逆流を防止して血流を一方向に保つ働きを担う。

» 毛細血管は最も細い血管で、赤血球の直径（8μm = 0.008mm）と同じくらいである。内皮細胞と外膜からなる。

動脈の構造

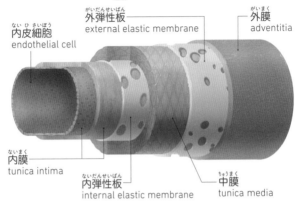

外弾性板
がいだんせいばん
external elastic membrane

外膜
がいまく
adventitia

内皮細胞
ないひさいぼう
endothelial cell

内膜
ないまく
tunica intima

内弾性板
ないだんせいばん
internal elastic membrane

中膜
ちゅうまく
tunica media

静脈の構造

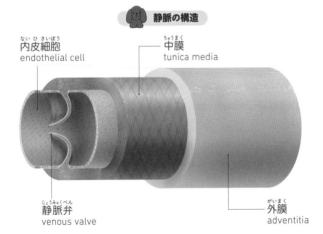

内皮細胞
ないひさいぼう
endothelial cell

中膜
ちゅうまく
tunica media

静脈弁
じょうみゃくべん
venous valve

外膜
がいまく
adventitia

循環器系 circulatory system

リンパ系
lymphatic system

おもなリンパ管

» リンパ系とは、リンパ管、リンパ節、胸腺、脾臓などのリンパ球を産生して血中に放出する全体の総称である。ここでは、主なリンパ管とリンパ節を示し、リンパ節の構造を説明する。

» リンパ系は2群に分けることができる。右リンパ本幹と、胸管に集まる左リンパ本幹である。

» 右リンパ本幹には、右上肢、頭頸部・胸壁の右半、右肺、気管と心臓などからのリンパ管が合流して、右静脈角に入る。

» 胸管に集まる左リンパ本幹には、両側下肢、骨盤と骨盤内臓、腹壁、腹部内臓の大部分からリンパ管が集まり、腸リンパ本幹と両側の腰リンパ本幹を経て、乳糜槽に入る。

» 胸管は、乳糜槽から始まり、脊柱と胸大動脈に沿って上行し、左胸壁や左肺、食道、気管や心臓からのものが途中で流入して、左静脈角(内頸静脈と鎖骨下静脈の合流部分)に後方から合流する。長さ40cm、5mmほどの太さがある。

» 乳糜槽には、小腸で吸収された脂質が腸リンパ管を経由して流れ込み、リンパ液が白く濁って見えることから、この

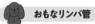

おもなリンパ管

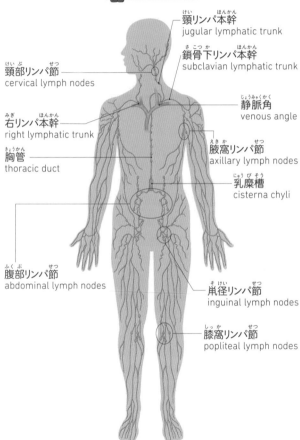

頸リンパ本幹
jugular lymphatic trunk

鎖骨下リンパ本幹
subclavian lymphatic trunk

頸部リンパ節
cervical lymph nodes

静脈角
venous angle

右リンパ本幹
right lymphatic trunk

腋窩リンパ節
axillary lymph nodes

胸管
thoracic duct

乳糜槽
cisterna chyli

腹部リンパ節
abdominal lymph nodes

鼠径リンパ節
inguinal lymph nodes

膝窩リンパ節
popliteal lymph nodes

名がある。

» 左鎖骨上窩にあるリンパ節が触診してわかるときには、胸腹部や下半身からの腫瘍の転移が疑われる。この腫大した状態のリンパ節をウイルヒョウリンパ節 (警報リンパ節：signal node) という。

リンパ節の構造

» リンパ節は、リンパ球が集まって、いくつもの集団を形成している組織である。その間をリンパ洞が連絡している。
» 表層を皮質、深層を髄質に分けられる。リンパ節の外側は結合組織の被膜で覆われている。
» 皮質にはリンパ小節、皮洞が含まれる。
» リンパ小節は、多くは中心部分が明るく見えるため、胚中心と呼ばれ、リンパ球が増殖する部分である。
» リンパ節には複数の輸入リンパ管が入り、対極のリンパ節門から輸出リンパ管や動脈、静脈が出入りする。
» リンパ節に集まるT細胞 (胸腺由来) とB細胞 (骨髄由来) は免疫応答細胞で、ともに細菌やウイルスなどの外来異物に反応して攻撃に参加する。マクロファージが出現することもある。
» 細菌感染によってリンパ球の増殖が活発になると、リンパ節が腫れ上がることがある。

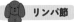

リンパ節

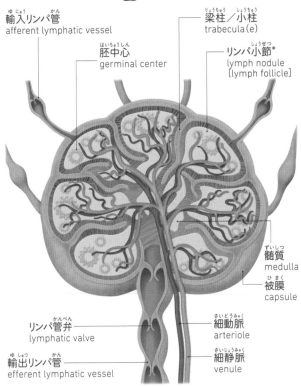

輸入リンパ管
afferent lymphatic vessel

胚中心
germinal center

梁柱／小柱
trabecula(e)

リンパ小節*
lymph nodule
[lymph follicle]

髄質
medulla

被膜
capsule

リンパ管弁
lymphatic valve

輸出リンパ管
efferent lymphatic vessel

細動脈
arteriole

細静脈
venule

*リンパ小節、皮洞などを皮質（cortex）という。

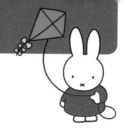

気道
airway

上部気道と下部気道の構造

» 大気から酸素を取り込み、血液から二酸化炭素を放出させる系統の総称を呼吸器系という。呼吸器系を構成するものは上部気道と下部気道に分けられる。

上部気道

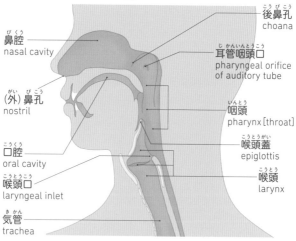

鼻腔
nasal cavity

(外)鼻孔
nostril

口腔
oral cavity

喉頭口
laryngeal inlet

気管
trachea

後鼻孔
choana

耳管咽頭口
pharyngeal orifice
of auditory tube

咽頭
pharynx [throat]

喉頭蓋
epiglottis

喉頭
larynx

上部気道

» 上部気道には鼻孔（外鼻孔）、鼻腔、副鼻腔、後鼻孔、咽頭が
含まれる。咽頭は気道と食物の通り道を兼ねる部分である。

下部気道

» 下部気道は頸部と胸腔内にあり、喉頭、気管、主気管支、
左右の肺からなる。

喉頭の構造

» 喉頭は、咽頭に続く喉頭口から気管に移行するまでの部分
で、食道の前方に位置している。

喉頭

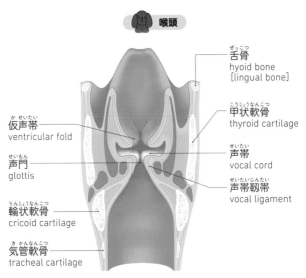

舌骨
hyoid bone
[lingual bone]

甲状軟骨
thyroid cartilage

仮声帯
ventricular fold

声帯
vocal cord

声門
glottis

声帯靱帯
vocal ligament

輪状軟骨
cricoid cartilage

気管軟骨
tracheal cartilage

» 喉頭には声帯ヒダがあり、気道であると同時に、発声器官にもなっている。また、仮声帯は発声には関与せず、嚥下時に喉頭を閉じる役目をする。

気管と気管支の構造

» 気管は、喉頭に続く長さ約10cmの管で、心臓の後方で左右の気管支に分かれている。

» 気管壁は、前方はC字形の気管軟骨が連結し、後方は軟骨がなく平滑筋と粘膜からなる膜性壁で構成されている。気管軟骨は吸気時に気管がつぶれないように働き、膜性壁はすぐ後ろの食道を食物が通過しても気道が圧迫されない構造になっている。

» 左右の気管支は形状が若干異なる。右主気管支は左より短く太く、傾斜が急である。したがって、誤嚥した食物は右主気管支に入ることが多い。

» 左右の気管支は、右が3本、左が2本の葉気管支に分かれる。

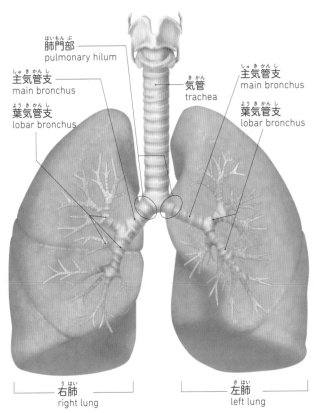

気管・気管支

肺門部
はいもんぶ
pulmonary hilum

主気管支
しゅきかんし
main bronchus

葉気管支
ようきかんし
lobar bronchus

気管
きかん
trachea

主気管支
しゅきかんし
main bronchus

葉気管支
ようきかんし
lobar bronchus

右肺
うはい
right lung

左肺
さはい
left lung

*本来はP.087図のように、気管支は肺に隠れて見えないが、説明のため、手前に示している。

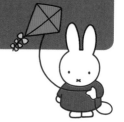

呼吸器系　respiratory system

肺
lung

» 左右の肺は、胸郭内の縦隔の両側の胸膜の内部にある。

» 肺の表面を密着して覆う臓側胸膜との間に胸膜腔があり、わずかな漿液で湿潤して肺の動きを助けている。

» 肺の外表は、縦隔に面した内側面、肋骨に接して凸面を呈する肋骨面、横隔膜に接して凹面を呈する横隔面の3面がある。

» 左右の肺の内側面の中央には肺門があり、そこに出入りする血管や気管支をまとめて肺根という。肺根には肺静脈、主気管支、肺動脈などがある。左肺では肺門の下前方に心圧痕というくぼみがある。

» 肺門と心圧痕を取り囲むように浅い圧痕があり、大動脈溝という。右肺では肺門の後方に食道による浅い圧痕がある。

肺葉と肺区域と肺小葉の構造

» 肺は表面から見て深い切れ込みがある。これを葉間裂という。左右肺とも斜めの切れ込み（斜裂）があり、そのほかに右肺では前面に水平の切れ込み（水平裂）があるので、左肺は上

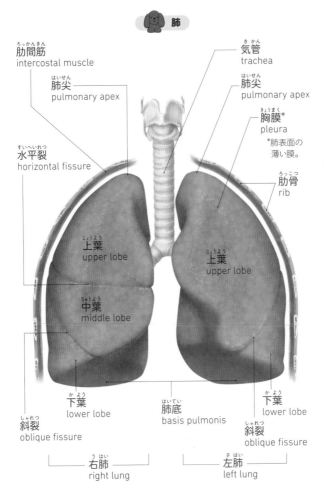

肺

肋間筋
intercostal muscle

気管
trachea

肺尖
pulmonary apex

肺尖
pulmonary apex

胸膜*
pleura

*肺表面の
薄い膜。

水平裂
horizontal fissure

肋骨
rib

上葉
upper lobe

上葉
upper lobe

中葉
middle lobe

下葉
lower lobe

肺底
basis pulmonis

下葉
lower lobe

斜裂
oblique fissure

斜裂
oblique fissure

右肺
right lung

左肺
left lung

葉・下葉に、右肺は上葉・中葉・下葉に分かれる。

» 肺門から入る主気管支も各葉に分布する葉気管支に分かれる（P.085図）。

» 各葉には細分化した肺区域があり、右肺は上葉が3区域、中葉が2区域、左肺は上葉が5区域に分かれる。両肺とも下葉は5区域に分かれている。

» これらの肺区域には区域気管支が分布し、区域気管支はさらに分岐して細気管支となり、それぞれが肺小葉に連なる。

肺の微細構造

» 肺の表面を見ると、臓側胸膜を通して小さな区画が見える。これを小葉といい、0.5～2cmの大きさである。

» 小葉には細気管支が入り、小葉内で分岐を繰り返して終末細気管支となり、それからさらに分岐した呼吸細気管支から分かれたものを肺胞管という。肺胞管の周りには数個の葡萄状の肺胞が付く。したがって、すべての肺胞は肺胞管に連なっている。

» 肺胞には肺動脈の枝と肺静脈の根が分布していて、ここでガス交換が行われる。肺動脈は毛細血管を経て炭酸ガスを肺胞内に送り、肺胞内の新鮮な酸素は、毛細血管を経て肺静脈に取り込まれる。

肺胞でのガス交換

» 肺胞の周囲は細動脈と細静脈から枝分かれした毛細血管網

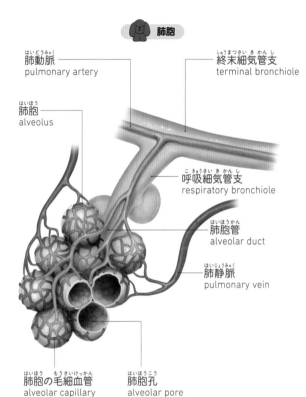

肺胞

肺動脈
pulmonary artery

終末細気管支
terminal bronchiole

肺胞
alveolus

呼吸細気管支
respiratory bronchiole

肺胞管
alveolar duct

肺静脈
pulmonary vein

肺胞の毛細血管
alveolar capillary

肺胞孔
alveolar pore

で覆われており、肺胞壁と毛細血管が接する部分につくられた「呼吸膜」という構造で、肺胞と血液との間のガス交換が行われている。

» 肺胞中の外気と血液との間のガス交換（外呼吸）は、酸素と二酸化炭素が、前述の呼吸膜を「拡散」という現象で通過していくことによって行われる。拡散はエネルギーを使わない物質移動の1つで、濃度（気体の場合は分圧）の高いほうから低いほうへ物質が移動する現象である。

» 肺胞中の外気は、酸素分圧（PO$_2$）が約105mmHg、二酸化炭素分圧（PCO$_2$）が約40mmHgである。一方、肺動脈血中の酸素分圧は約40mmHg、二酸化炭素分圧は約45〜60mmHgである。

» 酸素は分圧の高い肺胞側から血液中に拡散し、二酸化炭素は逆に分圧の高い血液中から肺胞側に拡散する。

肺胞と末梢組織のガス交換

末梢動脈血
PO$_2$　80〜100mmHg
PCO$_2$　40mmHg

肺動脈血
PO$_2$　40mmHg
PCO$_2$　45〜60mmHg

組織
PO$_2$　40mmHg
PCO$_2$　45〜70mmHg

末梢静脈血
PO$_2$　40mmHg
PCO$_2$　45〜60mmHg

肺静脈血
PO$_2$　80〜100mmHg
PCO$_2$　40mmHg

肺胞
PO$_2$　105mmHg
PCO$_2$　40mmHg

第4章

消化器系

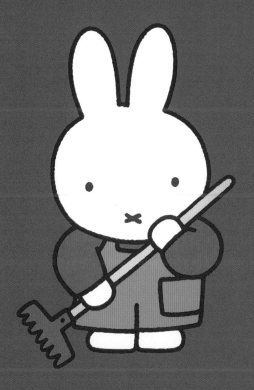

消化器系　digestive system

消化管
alimentary canal

消化管の構造

» 消化器系は消化管と実質臓器（肝臓と膵臓）からなる。

» 消化管は口に始まり、口腔、咽頭、食道、胃、小腸（十二
指腸、空腸、回腸）、大腸（盲腸、上行結腸、横行結腸、下行結腸、S状結腸、
直腸）、肛門管、肛門に至る管腔臓器である。

» 口腔内での機械的な咀嚼、咽頭内での嚥下、食道での蠕動
運動による食塊の移動、胃での消化液（酵素）による消化、
腸管での栄養分や水分の吸収と蠕動運動による内容物の移
動、直腸や肛門管、肛門での糞便の一時的な貯留や排泄な
ど、さまざまな働きに対応した構造の違いがある。

口腔の構造

» 歯が並んだ歯列弓より後方で、上部は口蓋、下部に舌があ
る腔所を口腔、歯列弓より前方の口の中を口腔前庭という。

» 口腔の天井にあたり、鼻腔と口腔の境となっているのが口
蓋で、中に骨がある硬口蓋と、後方の軟口蓋に分けられる。
軟口蓋は中央の口蓋垂とその外側下方に連なる2条の口蓋
弓があり、間に口蓋扁桃がある。

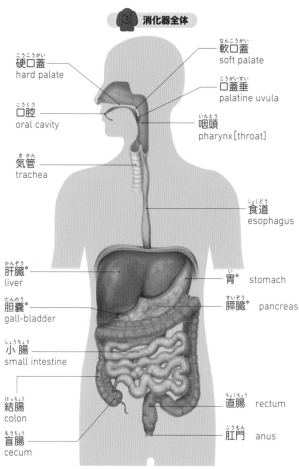

消化器全体

硬口蓋
こうこうがい
hard palate

口腔
こうくう
oral cavity

気管
きかん
trachea

軟口蓋
なんこうがい
soft palate

口蓋垂
こうがいすい
palatine uvula

咽頭
いんとう
pharynx[throat]

食道
しょくどう
esophagus

肝臓*
かんぞう
liver

胆嚢*
たんのう
gall-bladder

小腸
しょうちょう
small intestine

結腸
けっちょう
colon

盲腸
もうちょう
cecum

胃*
い
stomach

膵臓*
すいぞう
pancreas

直腸
ちょくちょう
rectum

肛門
こうもん
anus

*実際には、膵臓は胃の後ろに位置し、胆嚢は肝臓の下面に付いている。

4 消化器系

唾液腺

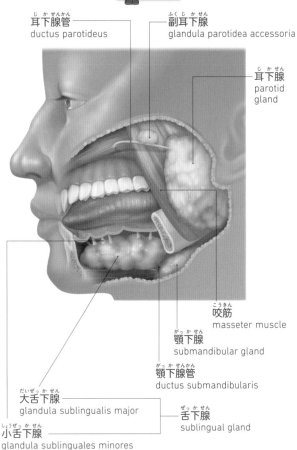

耳下腺管
ductus parotideus

副耳下腺
glandula parotidea accessoria

耳下腺
parotid gland

咬筋
masseter muscle

顎下腺
submandibular gland

顎下腺管
ductus submandibularis

大舌下腺
glandula sublingualis major

舌下腺
sublingual gland

小舌下腺
glandula sublinguales minores

唾液腺の構造

» 唾液腺には左右の舌下腺、顎下腺、耳下腺という大唾液腺
  とそれ以外の小唾液腺がある。

» 頬粘膜の耳下腺管開口部、舌下ヒダの舌下腺開口部、舌下
  小丘の顎下腺開口部などで唾液腺の導管が口腔内に開き、
  唾液を送っている。

» 耳下腺と舌下腺外側部は純漿液腺（漿液はさらさらした透明な液）、
  口蓋腺と舌下腺後部は純粘液腺、そのほかは混合腺である。
  唾液の中にはプチアリンという糖質消化酵素が含まれ、デ
  ンプンを麦芽糖とデキストリンに分解する。

» 唾液の中には粘液腺から分泌される粘液が含まれ、食塊を
  滑りやすくして嚥下作用を助ける。

咽頭の構造

» 咽頭は呼吸器系と共有の構造で、口峡の部分で口腔から続
  く。咽頭の入口にあたる口峡の部分には、周囲を取り巻く
  リンパ節（口蓋扁桃、舌扁桃、耳管扁桃、咽頭扁桃）があり、「ワルダ
  イエルの咽頭輪」という。

» 上咽頭は鼻腔と連絡し、下咽頭は前方には喉頭口で喉頭と
  連絡する。下咽頭の下方への続きは食道である。

» 咽頭の内面は粘膜で、その外側に強固な線維膜があり、上
  方は頭蓋骨に付く。

» 線維膜の外周は筋層で、咽頭筋ともいう。縦走筋（咽頭挙筋）
  と輪送筋（咽頭収縮筋）からなる。

» 食道は、粘膜（粘膜上皮、粘膜固有層、粘膜筋板）の周りを、粘膜下組織、内輪筋層、外縦筋層、外膜が包む筋性の管腔である。長さは25cmで、頸部、胸部、腹部に分けられる。

» 食道入口部（上部狭窄部）、大動脈弓交叉部（中部狭窄部）、横隔膜通過部（食道裂孔／下部狭窄部）に生理的狭窄（病的狭窄ではなく、もともと自然にある狭窄）がある。

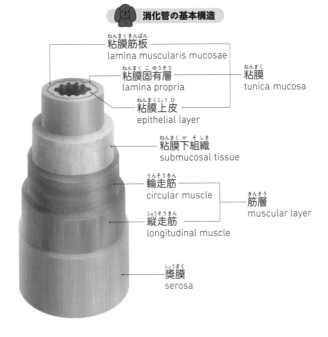

消化管の基本構造

粘膜筋板
lamina muscularis mucosae

粘膜固有層
lamina propria

粘膜
tunica mucosa

粘膜上皮
epithelial layer

粘膜下組織
submucosal tissue

輪走筋
circular muscle

筋層
muscular layer

縦走筋
longitudinal muscle

漿膜
serosa

食道

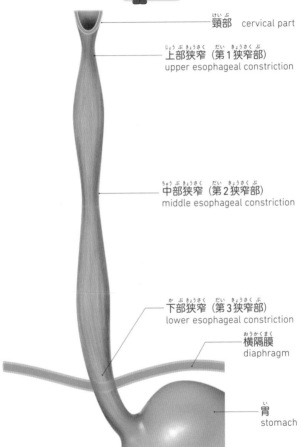

頸部 (けいぶ) cervical part

上部狭窄 (第1狭窄部) (じょうぶきょうさく だいきょうさくぶ)
upper esophageal constriction

中部狭窄 (第2狭窄部) (ちゅうぶきょうさく だいきょうさくぶ)
middle esophageal constriction

下部狭窄 (第3狭窄部) (かぶきょうさく だいきょうさくぶ)
lower esophageal constriction

横隔膜 (おうかくまく)
diaphragm

胃 (い)
stomach

4 消化器系

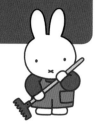

胃
stomach

» 胃の全体像、胃の内面、胃壁の構造に分けて述べる。

胃の全体像

» 胃は腹腔内の左上部で横隔膜直下にある中腔性の器官である。食道が食道裂孔から腹腔内に入り、噴門で胃に続く。

» 胃は上部の胃底、大部分の胃体、幽門部に分けられる。胃の辺縁には小彎と大彎がある。小彎側には胃角という深いくぼみがある。幽門で十二指腸に連なる。

» 胃の前面と後面は薄い臓側腹膜に包まれ、小彎側の前後面の腹膜は合わさって小網（肝胃間膜）となり、肝臓に付着する。

» 大彎側からの臓側腹膜は前後面が合わさって大網を形成し、一部は胃結腸間膜として横行結腸の臓側腹膜に続き、さらに腹腔内の前面にエプロン状に垂れ下がっている。

胃の内面

» 胃の内面は粘膜で覆われ、一部の粘膜は隆起して胃粘膜ヒダを形成している。

» 小彎側の胃粘膜ヒダは数条の縦走ヒダを形成していて、この部分の胃内部を胃道（胃体管）という。

» 胃粘膜表面は、浅い溝で小さな区域に分けられていて、こ

胃

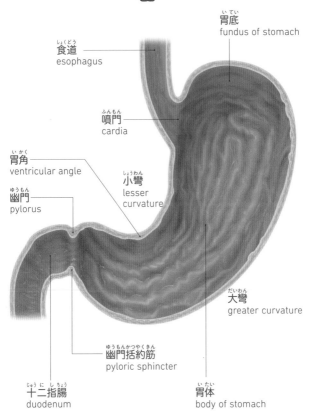

食道
しょくどう
esophagus

胃底
いてい
fundus of stomach

噴門
ふんもん
cardia

胃角
いかく
ventricular angle

小彎
しょうわん
lesser
curvature

幽門
ゆうもん
pylorus

大彎
だいわん
greater curvature

幽門括約筋
ゆうもんかつやくきん
pyloric sphincter

十二指腸
じゅうにしちょう
duodenum

胃体
いたい
body of stomach

れを胃小区という。その中心には胃小窩という深い陥凹があり、さらにその深部の胃腺（固有胃腺）に続く。胃腺は胃底や胃体に多い。

胃壁の構造

» 胃壁の粘膜は単層円柱上皮で、その外側の粘膜下組織のさらに周囲は筋層である。筋層は内側から斜筋層、輪筋層、縦筋層の配列で、さら漿膜（臓側腹膜）に包まれている。

胃腺の機能

» 胃腺を形成する上皮細胞は、粘液細胞（胃腺上部では副細胞）、壁細胞（傍細胞）、G細胞、主細胞に分類される。

» 粘液細胞は、胃自体を胃酸やペプシンによる自己消化から守る粘液を分泌する。

» 壁細胞は、胃酸や内因子（ビタミンB_{12}の吸収に必要）を分泌する。

» G細胞は、消化管ホルモンのガストリンを分泌する。ガストリンは胃酸分泌を促進する。

» 主細胞は、タンパク質分解酵素であるペプシンの前駆体ペプシノーゲンを分泌する。ペプシノーゲンは胃中に出て、胃酸によってペプシンに変換される。

胃腺

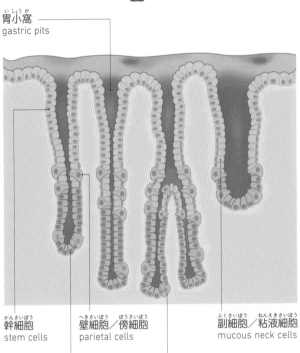

胃小窩
gastric pits

幹細胞
stem cells

壁細胞／傍細胞
parietal cells

主細胞
chief cells

G 細胞
gastrin-secreting cells

副細胞／粘液細胞
mucous neck cells

消化器系　digestive system

小腸
small intestine

小腸の構造

» 小腸は十二指腸、空腸、回腸からなる。

十二指腸の構造

» 胃の幽門から続く十二指腸はC字形で、上部（球部）、下行部、水平部、上行部に分けられる。大部分が腹腔後壁に固定されて、前面を壁側腹膜が覆うために後腹膜腔にある。C字形の中に膵頭を取り囲んでいる。

» 十二指腸が空腸に移行する部位を十二指腸空腸曲といい、トライツ靱帯で腹大動脈に固定されている。

空腸と回腸の構造

» 十二指腸空腸曲から空腸が始まる。空腸と回腸の長さは6〜7mである。そのうちの約2／5が空腸で、残りの約3／5が回腸である。

» 空腸と回腸は臓側腹膜の続きからなる広い腸間膜をもち、腸間膜根が後腹壁に固定されるだけなので、移動できる範囲が大きい。

» 空腸と回腸の別名を腸間膜小腸という。空腸と回腸に分布する血管、神経、リンパ管は腸間膜を通っている。回腸は右腸骨窩で大腸（盲腸）に連なる（回盲口）。回盲口から口側

小腸

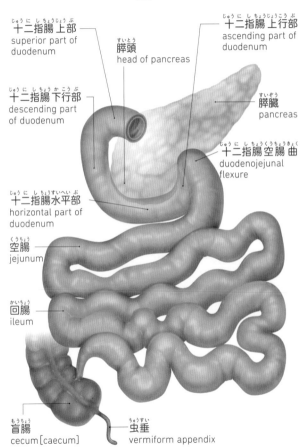

十二指腸上部
superior part of
duodenum

膵頭
head of pancreas

十二指腸上行部
ascending part of
duodenum

十二指腸下行部
descending part
of duodenum

膵臓
pancreas

十二指腸空腸曲
duodenojejunal
flexure

十二指腸水平部
horizontal part of
duodenum

空腸
jejunum

回腸
ileum

盲腸
cecum[caecum]

虫垂
vermiform appendix

4

消化器系

へ 50〜100cm 付近に、胎生期の卵黄腸管の遺残である回腸憩室（メッケル憩室）を認めることがある。

小腸（十二指腸、空腸、回腸）壁の構造

» 十二指腸の内面には高い隆起の輪状ヒダ（ゲルクリンクヒダ）がある。下行部には縦ヒダがある。その下端に総胆管と膵管が合流して開口する大十二指腸乳頭があり、そのやや口側

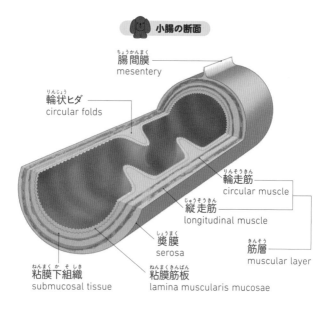

小腸の断面

腸間膜
mesentery

輪状ヒダ
circular folds

輪走筋
circular muscle

縦走筋
longitudinal muscle

漿膜
serosa

筋層
muscular layer

粘膜下組織
submucosal tissue

粘膜筋板
lamina muscularis mucosae

に副膵管が開口する小十二指腸乳頭がある (P.121図)。

» 空腸には丈の高い輪状ヒダがあり、腸管内容物と触れる部位が多くなっているが、回腸になると輪状ヒダは徐々に消滅し、大腸近くではほとんど見られなくなる。回腸粘膜には小さな膨らみが見られ、全体として多数集まって集合リンパ小節 (パイエル板) を形成する。

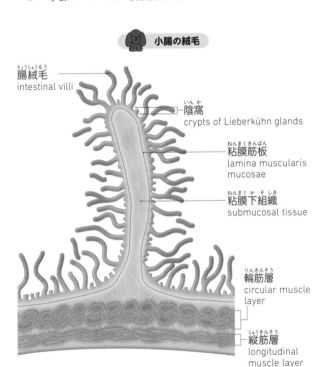

小腸の絨毛

腸絨毛
intestinal villi

陰窩
crypts of Lieberkühn glands

粘膜筋板
lamina muscularis mucosae

粘膜下組織
submucosal tissue

輪筋層
circular muscle layer

縦筋層
longitudinal muscle layer

消化器系 digestive system

大腸
large intestine

» 大腸は盲腸、結腸（上行結腸、横行結腸、下行結腸、S状結腸）、直腸からなる。

» 大腸は小腸の周囲を取り囲むように位置し、さらに上行結腸と下行結腸は腹壁に固定され、前面のみを腹膜が覆うので、腹膜腔の外にあることになる。しかし、盲腸、横行結腸、S状結腸、直腸上半は全体を腹膜に覆われているので、腹膜腔内にある。

» 盲腸と結腸は外表所見に特徴がある。外縦走筋が集まって幅1cmくらいの3本の帯状の構造となった結腸ヒモ（間膜ヒモ、大網ヒモ、自由ヒモ）となっている。

» 3本の結腸ヒモは盲腸の先端で集まり、その部位に虫垂が付いている。結腸ヒモのところどころに脂肪が溜まった腹膜垂が見られる。

» 盲腸と結腸は内腔に突き出た結腸半月ヒダがあり、2本の半月ヒダの間は外面に向かって膨らんだ結腸膨起を形成している。

大腸壁の微細構造

» 大腸壁には絨毛がなく、腸陰窩（腸腺）をもっている。粘膜

大腸

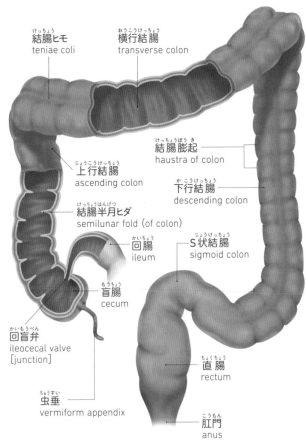

結腸ヒモ
teniae coli

横行結腸
transverse colon

結腸膨起
haustra of colon

上行結腸
ascending colon

下行結腸
descending colon

結腸半月ヒダ
semilunar fold (of colon)

回腸
ileum

S状結腸
sigmoid colon

盲腸
cecum

回盲弁
ileocecal valve
[junction]

直腸
rectum

虫垂
vermiform appendix

肛門
anus

4

消化器系

筋板、粘膜下組織、筋層に取り囲まれる。

虫垂の微細構造

» 虫垂の組織像は基本的にはほかの大腸と類似しているが、とくに集合リンパ小節が発達している点が異なる。

直腸と肛門の構造

» 仙骨前面でS状結腸は直腸に移行する。

» 直腸の長さは約20cmで、前後に彎曲しながら骨盤隔膜を貫き、肛門管に移行する。

» 直腸上部は臓側腹膜に覆われ、男性では膀胱と直腸の間に直腸膀胱窩をつくる（膀胱についてはP.126参照）。

» 女性では膀胱と直腸の間に子宮があるため、腹膜は直腸子宮窩と膀胱子宮窩という2つの陥凹を形成する（P.143図）。

» 直腸の下半は直腸膨大部といい、内部に直腸横ヒダが突き出している。

» 肛門管は長さ4cmで、腸管の最終部分である。肛門管の内面には肛門柱という6〜10条の粘膜ヒダが縦に走り、ヒダの間は肛門洞というくぼみがある。

» 直腸肛門管移行部レベルの粘膜下に平滑筋からなる内肛門括約筋があり、さらに外層に横紋筋からなる外肛門括約筋が取り囲んでいる。

直腸・肛門

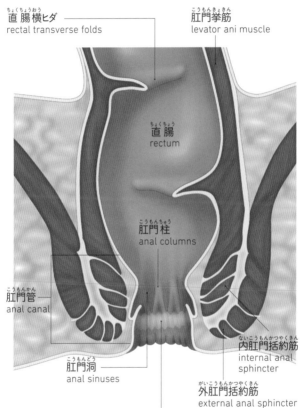

直腸横ヒダ
ちょくちょうおう
rectal transverse folds

肛門挙筋
こうもんきょきん
levator ani muscle

直腸
ちょくちょう
rectum

肛門柱
こうもんちゅう
anal columns

肛門管
こうもんかん
anal canal

肛門洞
こうもんどう
anal sinuses

内肛門括約筋
ないこうもんかつやくきん
internal anal sphincter

外肛門括約筋
がいこうもんかつやくきん
external anal sphincter

櫛状線／歯状線／肛門櫛
しつじょうせん　し じょうせん　こうもんしつ
pectinate line／dental line／anal pecten

4

消化器系

消化と吸収
digestion and absorption

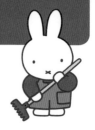

» 消化とは、からだに取り入れた食物を分解して分子量を小さくし、体内に取り込みやすくすることである。

» 消化には、咀嚼、嚥下、蠕動などの機械的消化、胃酸や消化酵素による化学的消化、腸内細菌などによる生物的消化の３つがある。

» 吸収とは、水分や消化された栄養物を、胃や腸の壁を介して血液中やリンパ液中に取り込むことである。

管腔消化と膜消化

» 消化は、管腔消化と膜消化に分けられる。管腔消化では胃や十二指腸の機械的消化と化学的消化により、腸管から吸収できる形の一過程前までの消化が行われる。

» 膜消化は、小腸内壁の膜上での最終段階の化学的消化で、栄養分を吸収可能な形にまで分解する。

» 糖質には、単糖類、二糖類、多糖類がある。単糖類には、ブドウ糖 (glucose)、果糖 (fructose)、ガラクトース (galactose)

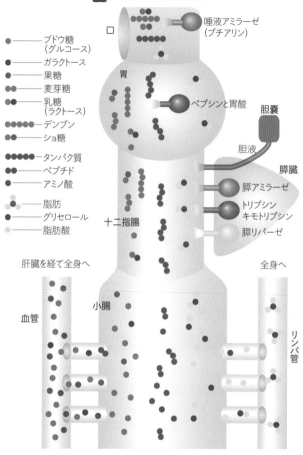

三大栄養素の消化と吸収

● —— ブドウ糖（グルコース）
● —— ガラクトース
● —— 果糖
●● —— 麦芽糖
●● —— 乳糖（ラクトース）
●●●●● —— デンプン
●● —— ショ糖

●●●●● —— タンパク質
●● —— ペプチド
● —— アミノ酸

● —— 脂肪
● —— グリセロール
● —— 脂肪酸

口

唾液アミラーゼ（プチアリン）

胃

ペプシンと胃酸

胆嚢

胆液

膵臓

膵アミラーゼ

トリプシン　キモトリプシン

膵リパーゼ

十二指腸

肝臓を経て全身へ

全身へ

血管

小腸

リンパ管

4 消化器系

111

がある。単糖類が2個結合すると二糖類に、多数結合すると多糖類になる。二糖類には麦芽糖、ショ糖、乳糖が、多糖類にはデキストリンやデンプンなどがある。

» デンプンは、口腔内で唾液アミラーゼの作用を受け、一部はデキストリンと麦芽糖に分解される。その後、残りの多糖類は、小腸内で膵アミラーゼの作用を受け、麦芽糖などの二糖類に分解される（管腔消化）。

» これらの二糖類は、小腸の絨毛上皮細胞上で、マルターゼ、スクラーゼ、ラクターゼによる膜消化を受け、ブドウ糖などの単糖類にまで分解されて、絨毛上皮内の毛細血管から血中に吸収される。血中に吸収された栄養分は、門脈を経由して肝臓に集められる。肝臓でさまざまな代謝を受けて、肝静脈から心臓に行き、全身へと運ばれていく。

● 糖類と消化酵素

二糖類		単糖類の組み合わせ	消化酵素	
麦芽糖	maltose	ブドウ糖+ブドウ糖	マルターゼ	maltase
ショ糖	sucrose	ブドウ糖+果糖	スクラーゼ	sucrase
乳糖	lactose	ブドウ糖+ガラクトース	ラクターゼ	lactase

タンパク質の消化と吸収

» タンパク質は、アミノ酸がペプチド結合により多数結合した物質で、肉・魚などの骨格筋にある収縮タンパク質、卵に含まれる卵白アルブミン、牛乳に含まれるカゼイン、大豆に含まれるグリシンなど、さまざまな種類がある。

» アミノ酸が2つ結合したものをジペプチド、3つ結合したも

のをトリペプチド、多数結合したものをポリペプチドと呼ぶ。
ポリペプチドは分子量が大きい高分子化合物である。

» タンパク質は、胃で胃酸とペプシンの消化作用を受け、ポリペプチドになる。さらに、小腸で、膵液中のトリプシン、キモトリプシンなどの作用により、さらに細かいトリペプチドやジペプチドにまで分解される（管腔消化）。

» 最終的に小腸の絨毛上皮細胞上で、ジペプチドやアミノペプチダーゼやペプチダーゼによる膜消化を受け、アミノ酸に分解される。分解されたアミノ酸やジペプチドは、ブドウ糖と同様に小腸内の毛細血管から吸収されて血中に入る。

脂質の消化と吸収

» 脂質には、中性脂肪、コレステロールエステル、リン脂質などがある。中性脂肪は、グリセロールに脂肪酸が1つ結合したモノグリセリドが基本形で、脂肪酸が2つ結合するとジグリセリド、3つ結合するとトリグリセリドになる。

» 中性脂肪は、大部分が小腸で消化される。十二指腸で、胆汁酸塩により乳化し、ミセルという特殊な形状になることで膵リパーゼの作用を受けやすくなる。

» 膵リパーゼによって、トリグリセリドはモノグリセリド、遊離脂肪酸、グリセロールに加水分解され、吸収される。

» 腸上皮細胞内に吸収されたモノグリセリドと遊離脂肪酸は、再びトリグリセリドに合成され、キロミクロン（カイロミクロン）という乳状微粒子（リポタンパク質）の構成成分となり、リンパ管を経由して血中に入る。

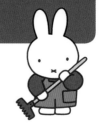

肝臓
liver

» 肝臓は腹腔の右上部を占め、横隔膜の直下にある。ほぼ全体を臓側腹膜に包まれ、横隔膜に付着するわずかな部位に腹膜のない部分がある。

» 肝臓には横隔面と臓側面がある。横隔面は肝臓の上面と前面、臓側面は肝臓の底面にあたる。

» 肝臓の前面は、右葉と左葉に分かれている。その境界は、肝臓の表面を覆う臓側腹膜が合わさった肝鎌状間膜となり、腹壁に付着して壁側腹膜に移行している。

» 肝臓を底面から見ると、右葉と左葉を分ける部位は肝円索裂へと続く。この部分に胎生期の臍静脈が閉鎖してできた肝円索があり、壁側腹膜に続いている。底面の中央には、門脈、固有肝動脈、神経が出入りする肝門があり、左葉と右葉からの肝管も肝門を通って出ていく。

» 肝門の前方には方形葉があり、後方に尾状葉がある。右葉と尾状葉の間に胆嚢窩があり、胆嚢が納まっている。右葉と尾状葉の間に大静脈溝という切れ込みがあり、下大静脈が通る。この部分で左葉と右葉から出た一対の肝静脈が下大静脈に流入する。

肝臓

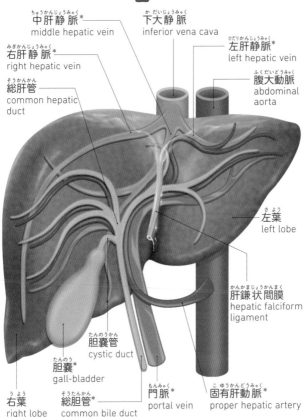

中肝静脈* (ちゅうかんじょうみゃく)
middle hepatic vein

下大静脈 (か だいじょうみゃく)
inferior vena cava

左肝静脈* (ひだりかんじょうみゃく)
left hepatic vein

右肝静脈* (みぎかんじょうみゃく)
right hepatic vein

総肝管 (そうかんかん)
common hepatic duct

腹大動脈 (ふくだいどうみゃく)
abdominal aorta

左葉 (さよう)
left lobe

肝鎌状間膜 (かんかまじょうかんまく)
hepatic falciform ligament

胆嚢管 (たんのうかん)
cystic duct

胆嚢* (たんのう)
gall-bladder

総胆管* (そうたんかん)
common bile duct

門脈* (もんみゃく)
portal vein

固有肝動脈* (こゆうかんどうみゃく)
proper hepatic artery

右葉 (うよう)
right lobe

＊ 胆嚢、総胆管、門脈、固有肝動脈、肝静脈などは、実際には肝臓の下部から後方に位置する。

» 門脈は、消化管、膵臓、脾臓から集まる静脈血を肝臓へ流入させる特殊な静脈系である。

» 門脈は、消化管で吸収された栄養分を肝臓に運ぶ重要な役割を担っている。

» 動脈血は、腹大動脈から分岐した上腸間膜動脈、脾動脈、左胃動脈、下腸間膜動脈から各臓器の毛細血管を経て、静脈血となって上腸間膜静脈、脾静脈、左胃静脈、下腸間膜静脈から肝臓へ流れ込む。

» 上腸間膜静脈と脾静脈は肝臓の手前で合流し、門脈本幹となる。

» 肝臓内に入った門脈は、分岐を繰り返しながら、小葉間静脈に分かれ、さらに毛細血管となり、肝小葉での代謝過程を経て中心静脈に集まり、再び合流して肝静脈となる。

» 門脈から肝臓内に入った血液は、有害物質が解毒化され、栄養分を含んだ血液として、肝静脈から肝臓を出て下大静脈に合流し、心臓を経由して全身に運ばれる。

門脈

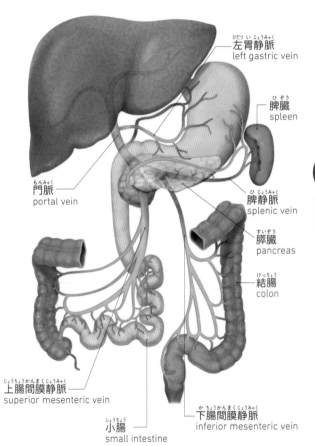

左胃静脈
ひだりいじょうみゃく
left gastric vein

脾臓
ひぞう
spleen

門脈
もんみゃく
portal vein

脾静脈
ひじょうみゃく
splenic vein

膵臓
すいぞう
pancreas

結腸
けっちょう
colon

上腸間膜静脈
じょうちょうかんまくじょうみゃく
superior mesenteric vein

小腸
しょうちょう
small intestine

下腸間膜静脈
かちょうかんまくじょうみゃく
inferior mesenteric vein

4

消化器系

肝小葉と肝細胞

» 肝臓の組織像を観察すると、不規則な六角形に似た仕切り
が見られる。その仕切りの1つが肝小葉と呼ばれ、肝臓を
形成する単位となっている。

» 肝臓には約50万の肝小葉があり、各小葉は約50万個の肝
細胞からなる。肝小葉は、肝細胞が放射状に配列した構造
となっている。

» 門脈（もんみゃく）は肝臓内に入ると、再び分岐を繰り返して毛細血管と
なる。門脈系の小葉間静脈（しょうようかんじょうみゃく）（小静脈）、固有肝動脈が分岐した
小葉間動脈（しょうようかんどうみゃく）（小動脈）、小葉間胆管（しょうようかんたんかん）（小胆管）はともに結合組織
内（グリソン鞘）を通る。門脈系小静脈、固有肝動脈系小動脈、
小胆管を「門脈系の三つ組」という。

» 門脈から分かれた毛細血管の周囲には、類洞（るいどう）（毛細血管腔（くう））と
呼ばれる腔所が形成され、板状に配列した肝細胞板（かんさいぼうばん）に沿っ
て肝細胞との間に類洞周囲腔（るいどうしゅうい くう）（ディッセ腔）が形成される。

» 門脈の毛細血管は有窓（ゆうそう）（すき間）で、血管内の物質は類洞に
入り、肝細胞との間で物質交換が行われ、さらにディッセ
腔（くう）へと入る。この空隙（くうげき）にはビタミンAを貯蔵する細胞がある。

» 類洞には、細菌や異物を貪食するクッパー細胞が存在し、
生体防御に関与している。

» 類洞は、肝小葉の中心にある中心静脈に入る。そして多く
の中心静脈が集まって肝静脈へと導かれ、肝臓後面で下大
静脈に合流する。

» 肝細胞が産生する胆汁（たんじゅう）は毛細胆管に入り、小葉間胆管へと
集まる。さらに、肝管（かんかん）、胆嚢管（たんのうかん）を経て胆嚢（たんのう）で濃縮される。

肝小葉

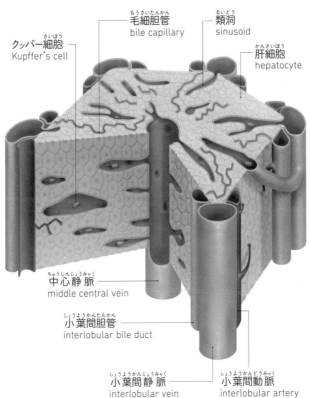

毛細胆管
bile capillary

類洞
sinusoid

クッパー細胞
Kupffer's cell

肝細胞
hepatocyte

中心静脈
middle central vein

小葉間胆管
interlobular bile duct

小葉間静脈
interlobular vein

小葉間動脈
interlobular artery

4
消化器系

胆嚢
gall-bladder

胆嚢と胆汁分泌の仕組み

» 胆嚢は、西洋梨に似た形の中空の器官で、肝臓下面のくぼみ（胆嚢窩）に位置する。

» 肝細胞でつくられた胆汁は、肝間に肝管、胆嚢管を経由して胆嚢に蓄えられ、ここで5〜10倍に濃縮される。食事中、胆嚢の収縮により排出された胆汁は、胆嚢管、総胆管を経由して大十二指腸乳頭（ファーター乳頭）から十二指腸内に分泌される。1日に分泌される胆汁の量は600〜1,000 mLといわれている。

» 総胆管は、十二指腸手前で膵管と合流している。

» 食事の摂取によって十二指腸に脂質が流れ込むと、その刺激で十二指腸の粘膜細胞からコレシストキニン（CCK）が分泌される。CCKの作用によって胆嚢が収縮し、溜まっていた胆汁が総胆管を通って十二指腸内へ分泌される。

» 胆汁は、中性脂肪などの脂質を乳化させる作用があり、脂質の消化吸収の促進に不可欠である。

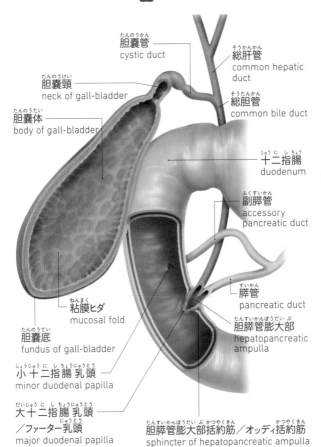

胆嚢

胆嚢管
cystic duct

総肝管
common hepatic duct

胆嚢頸
neck of gall-bladder

総胆管
common bile duct

胆嚢体
body of gall-bladder

十二指腸
duodenum

副膵管
accessory pancreatic duct

粘膜ヒダ
mucosal fold

膵管
pancreatic duct

胆嚢底
fundus of gall-bladder

胆膵管膨大部
hepatopancreatic ampulla

小十二指腸乳頭
minor duodenal papilla

大十二指腸乳頭／ファーター乳頭
major duodenal papilla

胆膵管膨大部括約筋／オッディ括約筋
sphincter of hepatopancreatic ampulla

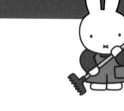

消化器系 digestive system

膵臓
pancreas

膵臓の構造

» 膵臓は、胃の後方にあり、壁側腹膜の裏側の後腹膜にある横長（13〜15cm）の臓器（後腹膜器官）である。

» 膵臓は膵頭、膵体、膵尾に分けられる。

» 膵頭は十二指腸に取り囲まれ、膵体は脊柱の前方に達している。膵尾は膵体に続く先端部で脾臓の脾門に達している。

» 膵臓の中心部分には膵管が通っていて、総胆管に合流して十二指腸下行部で大十二指腸乳頭（ファーター乳頭）に開口している。

» 膵管から分岐した副膵管は、小十二指腸乳頭に開口している。

膵臓の微細構造

» 膵臓は大部分が外分泌腺細胞からなる。腺終末部の内腔は介在部を経て導管へと続く。

» 外分泌腺からは、消化酵素を含む膵液が分泌され、膵管を通って十二指腸へ流れ込む。

» 膵液中には、トリプシンの前駆体トリプシノーゲン、キモトリプシンの前駆体キモトリプシノーゲン、膵アミラーゼ、膵リパーゼなどが含まれる。

膵臓

膵頭(すいとう)
head of pancreas

膵体(すいたい)
body of pancreas

十二指腸(じゅうにしちょう)
duodenum

総胆管(そうたんかん)
common bile duct

膵尾(すいび)
tail of pancreas

膵管(すいかん)
pancreatic duct

副膵管(ふくすいかん)
accessory pancreatic duct

空腸(くうちょう)
jejunum

鉤状突起(こうじょうとっき)
uncinate process(of pancreas)

大十二指腸乳頭(だいじゅうにしちょうにゅうとう)／ファーター乳頭(にゅうとう)
major duodenal papilla

小十二指腸乳頭(しょうじゅうにしちょうにゅうとう)
minor duodenal papilla

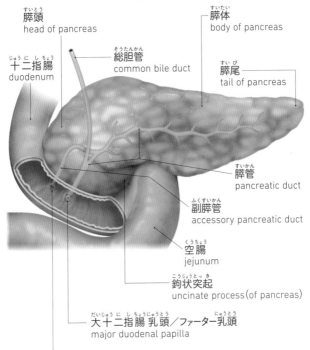

4

消化器系

ランゲルハンス島と内分泌腺

» 膵臓の外分泌腺細胞とは別に、小さな細胞塊が散在している。これをランゲルハンス島（膵島）といい、とくに膵体と膵尾に多く見られる。膵島にはA（α）細胞、B（β）細胞など5種類の内分泌腺細胞の存在が確認されている。

» A（α）細胞からグルカゴン、B（β）細胞からインスリン、D（δ）細胞からソマトスタチンがそれぞれ分泌される。

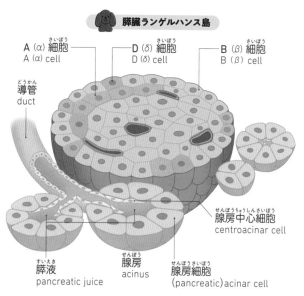

膵臓ランゲルハンス島

A（α）細胞
A（α）cell

D（δ）細胞
D（δ）cell

B（β）細胞
B（β）cell

導管
duct

腺房中心細胞
centroacinar cell

膵液
pancreatic juice

腺房
acinus

腺房細胞
(pancreatic)acinar cell

ピンク色の部分が内分泌腺のランゲルハンス島。周囲にある腺房は外分泌腺である。

第 5 章

泌尿器系／生殖器系

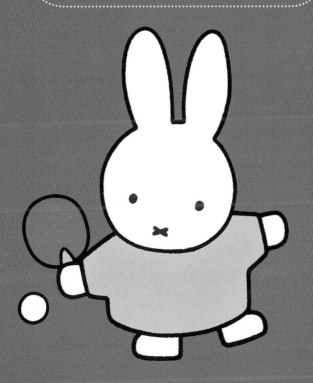

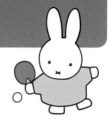

泌尿器
urinary organs

尿管の構造

» 泌尿器系は左右の腎臓・腎盂（腎盤）・尿管と、膀胱、尿道からなる。

» 腎臓から膀胱につながる尿管は尿の通り道である。

» 尿管は太さ4〜7mm、長さ28〜30cmである。

» 尿管は後腹膜の部位を下り、骨盤腔に入ると、男性では骨盤腔の腹膜外を、女性では子宮広間膜内を通って、それぞれ膀胱底に達し、膀胱壁を貫いて尿管口に開口する。

» 尿管は、その途中に3カ所の生理的狭窄部がある。尿管起始部、総腸骨動脈あるいは外腸骨動脈との交叉部、膀胱壁内を通る部分、である。

» 尿管壁は、おもに平滑筋でできていて、収縮と弛緩を繰り返す蠕動運動を行い、尿を運んでいる。

膀胱の構造

» 膀胱は、筋肉でできた袋状の器官である。

» 尿が溜まると膀胱壁が伸展し、内腔は拡大する。通常の容量は約500mLであるが、300mLで尿意を生じる。

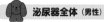

泌尿器全体（男性）

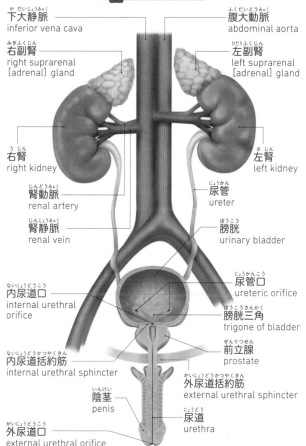

下大静脈
inferior vena cava

腹大動脈
abdominal aorta

右副腎
right suprarenal
[adrenal] gland

左副腎
left suprarenal
[adrenal] gland

右腎
right kidney

左腎
left kidney

腎動脈
renal artery

尿管
ureter

腎静脈
renal vein

膀胱
urinary bladder

尿管口
ureteric orifice

内尿道口
internal urethral
orifice

膀胱三角
trigone of bladder

前立腺
prostate

内尿道括約筋
internal urethral sphincter

外尿道括約筋
external urethral sphincter

陰茎
penis

尿道
urethra

外尿道口
external urethral orifice

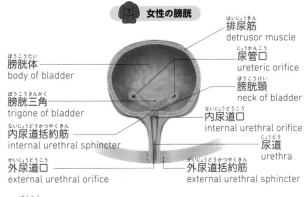

女性の膀胱

排尿筋
detrusor muscle

膀胱体
body of bladder

尿管口
ureteric orifice

膀胱三角
trigone of bladder

膀胱頸
neck of bladder

内尿道括約筋
internal urethral sphincter

内尿道口
internal urethral orifice

尿道
urethra

外尿道口
external urethral orifice

外尿道括約筋
external urethral sphincter

» 膀胱の最大容量は700～800mLである。

» 膀胱は、移行上皮からなる粘膜と粘膜固有層の外側を3層の膀胱排尿筋（平滑筋）が包んでいる。さらに膀胱上半は腹膜で覆われている。

尿道の構造

» 尿道は尿を体外に運ぶ管で、膀胱の内尿道口に始まり、外尿道口までをいう。

» 尿道は、男女の構造の差が大きい。長さは、男性では15～20cm、女性では約4cmである。

» 男性の尿道は膀胱直下にある前立腺の中を通り、陰茎の尿道海綿体を貫き、亀頭の外尿道口に開く。

» 女性の尿道は、小陰唇に隠れた内部の膣の開口の前方で外尿道口に開く。

» 男女とも内尿道口に近い部位に、膀胱の筋層から続いた内尿道括約筋（平滑筋）があり、尿生殖隔膜付近には骨格筋と同じ横紋筋性の外尿道括約筋がある。

排尿反射

» 膀胱に尿が溜まると、膀胱壁が伸びて広がり、その刺激が骨盤内臓神経を通じて脳に伝わり、尿意を感じる。

» しかし、排尿の準備ができていないと、脳は排尿しないように指示を出す。交感神経を通じて、内尿道括約筋を収縮させ、さらに尿を溜めるようにする。

» 排尿の準備ができると、脳からの排尿抑制の指示が消えて、排尿反射が引き起こされる。

» 排尿反射は、脊髄の腰・仙髄にある排尿中枢によって引き起こされる。

» 排尿の指示が副交感神経を通じて膀胱壁に伝わり、膀胱壁が収縮し、内尿道括約筋がゆるめられる。同時に、陰部神経が支配する外尿道括約筋もゆるめられ、排尿が始まる。

» 尿失禁は不随意的な排尿をいう。尿失禁には、次のようなものがある。

①真性尿失禁	尿道括約筋の損傷など、尿路自体の異常によるもの
②腹圧性(緊張性)尿失禁	せき、くしゃみ、笑う、立ち上がるなどの行為による腹圧上昇（精神的緊張などを契機に女性に起きやすい）
③溢流性尿失禁	尿が溜まり過ぎ、自分で尿を出したいのに出せない、しかし尿が少しずつ漏れ出てしまう
④切迫性尿失禁	急に尿がしたくなり(尿意切迫感)、我慢できずに漏れてしまう
⑤機能性尿失禁	排尿機能は正常にもかかわらず、身体運動機能の低下や認知症が原因で起こる尿失禁

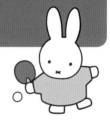

腎臓
kidney

腎臓の構造

» 腎臓は、後腹膜腔にあるソラマメ形の臓器(後腹膜器官)で、脂肪被膜に包まれている。

» 腎臓は左右一対あり、第11胸椎〜第2腰椎レベルの高さに位置する。左腎臓より右腎臓のほうが半〜1椎体分ほど低い。

» 腎臓の大きさは成人で長径10cm、短径5cm、厚さ3cm、重量は120gである。右腎臓のほうがやや小さく、加齢とともに左右とも小さくなる。

» 左右の腎臓は、人体の正中面に対向する陥凹に腎門があり、腎動脈と神経が入り、腎静脈と尿管が出る。

腎臓の内部構造

» 腎臓を断面にして見ると、腎門の内部にある腎洞に腎盂(腎盤)とそれを取り巻く実質がある。

» 実質は皮質(腎皮質)と髄質(腎髄質)からなる。皮質は腎臓の表面を覆う結合組織性線維の腎被膜の直下にあって、腎錐体を取り囲む。その一部は腎洞に突き出して腎柱という。

腎臓の断面

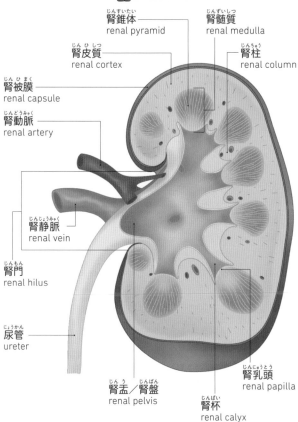

腎錐体
じんすいたい
renal pyramid

腎髄質
じんずいしつ
renal medulla

腎皮質
じんひしつ
renal cortex

腎柱
じんちゅう
renal column

腎被膜
じんひまく
renal capsule

腎動脈
じんどうみゃく
renal artery

腎静脈
じんじょうみゃく
renal vein

腎門
じんもん
renal hilus

尿管
にょうかん
ureter

腎盂／腎盤
じんう　じんばん
renal pelvis

腎杯
じんぱい
renal calyx

腎乳頭
じんにゅうとう
renal papilla

5
泌尿器系／生殖器系

» 腎皮質は厚さ1cmくらいで、散在する腎小体があり、糸球体（毛細血管の塊）とそれを包むボーマン嚢（糸球体嚢）からなる。糸球体嚢からの排出管は尿細管に連なる。

» 腎髄質は腎錐体の部分である。腎錐体の先端は腎乳頭といい、尿を集める集合管が開口する。この開口部分を乳頭管という。

» 腎髄質には髄放線という線条の構造が見られるが、これは尿細管や集合管が列をなしたものである。

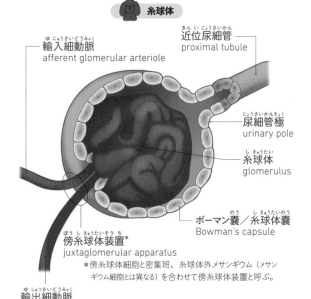

糸球体

近位尿細管
proximal tubule

輸入細動脈
afferent glomerular arteriole

尿細管極
urinary pole

糸球体
glomerulus

ボーマン嚢／糸球体嚢
Bowman's capsule

傍糸球体装置*
juxtaglomerular apparatus

＊傍糸球体細胞と密集斑、糸球体外メサンギウム（メサンギウム細胞とは異なる）を合わせて傍糸球体装置と呼ぶ。

輸出細動脈
efferent glomerular arteriole

» 腎における尿生成の機能単位をネフロンという。ネフロン
　は腎小体とそれに続く尿細管で構成される。

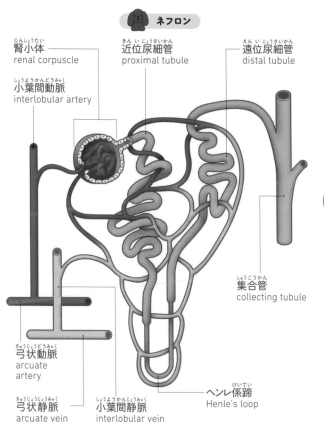

ネフロン

腎小体
renal corpuscle

小葉間動脈
interlobular artery

近位尿細管
proximal tubule

遠位尿細管
distal tubule

集合管
collecting tubule

弓状動脈
arcuate artery

弓状静脈
arcuate vein

小葉間静脈
interlobular vein

ヘンレ係蹄
Henle's loop

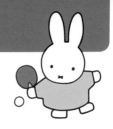

ネフロンと体液調節
nephron and fluid regulation

ネフロンの働き

» ネフロンとは、腎における尿生成の機能的単位である。左右の腎臓にそれぞれ約100万個のネフロンがあり、濾過、再吸収、分泌の3つの過程を経て1日約1.5Lの尿が生成されている。

濾過

» 1分間に腎臓を流れる血液量（腎血流量）は、800〜1,200mL/分である。輸入細動脈から糸球体に血液が送り込まれると、糸球体がフィルターとなり、血液から不要な成分を除去し、原尿として尿細管に送る。

» 糸球体で1分間に濾過される量を糸球体濾過量（GFR）といい、通常、約120mL/分である。

» 糸球体の壁は、内側から毛細血管の内皮細胞、基底膜、足細胞の3層の膜からできている。内皮細胞には50〜100nmの、また足細胞には5〜20nmのスリット状の小孔があり、血液は基底膜も含めて3種類のフィルターで濾過されることになる。

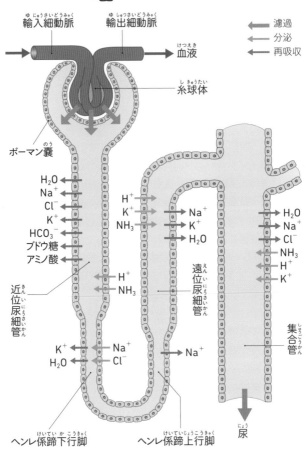

尿細管の再吸収と分泌

輸入細動脈
輸出細動脈
血液

← 濾過
← 分泌
← 再吸収

糸球体

ボーマン嚢

H_2O
Na^+
Cl^-
K^+
HCO_3^-
ブドウ糖
アミノ酸

H^+
K^+
NH_3

Na^+
K^+
H_2O

H_2O
Na^+
Cl^-
NH_3
H^+
K^+

H^+
NH_3

近位尿細管

遠位尿細管

集合管

K^+　Na^+
H_2O　Cl^-

Na^+

ヘンレ係蹄下行脚

ヘンレ係蹄上行脚

尿

5

泌尿器系／生殖器系

135

» したがって、血液中の血球成分と血漿タンパク質のような大きな分子は、通常、小孔を通過できずに残り、血漿成分のうち小さな分子だけが膜を通り抜けて、尿細管へと送られる。

» 糸球体腎炎にかかると、糸球体が炎症により破壊されてフィルター機能が失われるため、タンパク質が尿中に漏出する結果となる。

再吸収

» 尿細管に入った原尿は、近位尿細管と遠位尿細管を通過する。その間に、ブドウ糖、アミノ酸、ナトリウムイオン(Na^+)、重炭酸イオン（HCO_3^-）など、からだにとって必要な栄養分や電解質は、尿細管を取り巻く毛細血管により再吸収される。

» 尿細管では最終的に水素イオン（H^+）、アンモニア（NH_3）、薬物の代謝産物などの不要な老廃物は再吸収されずに、尿として集合管に送られる。

» ブドウ糖は、通常、近位尿細管でほぼ100％再吸収されるが、血糖値が200mg/dLを超えると再吸収能力を超えてしまうため、再吸収しきれず尿中に残ってしまい、糖尿となる。

排泄

» 糸球体で濾過されずに体内に残った不要な成分は、尿細管の管腔に分泌されて、尿として体外に排泄される。

» 濾過、再吸収、分泌を経て、最終的に尿として体外に排泄される量は、その日の水分摂取や不感蒸泄（発汗以外の気道や皮膚から蒸発する水分）の量によっても異なるが、1日約1.5Lである。

体液の区分と体液バランス

» 健常な成人では、男性は体重の約60％、女性は体重の約55％が体液である。

» 体液は、大きく細胞内液と細胞外液とに分けられる。細胞内液と細胞外液の割合は下表に示したとおりである。

» 体液量は、摂取量と排泄量とのバランスで調節される。

» 摂取量が排泄量を上回ると、皮下組織に水が溜まる「浮腫（ふしゅ）」という状態になり、逆に排泄量が摂取量を上回ると「脱水」という状態になる。

» 脱水には、体液の水分が欠乏して起こる高張性脱水（こうちょうせいだっすい）、塩分が欠乏して起こる低張性脱水、塩分と水分が同じ割合で欠乏して起こる等張性脱水（とうちょうせいだっすい）の3種類がある。

●体液の割合

体液		
細胞内液 約2/3 （男性の場合は体重の約40％）	細胞外液　約1/3 （体重の約20％）	
	間質液（かんしつえき） 8割 （体重の約16％）	血漿（けっしょう） 2割 （体重の約4％）

» おもな水分の摂取源と排泄ルートは、ほぼ決まっているので、摂取量と排泄量を比較して見ることができる（いわゆる水分の出納表という）。

» 水分調節に働く因子としては、視床下部の口渇中枢（飲水中枢）、腎臓のレニン分泌から始まる血圧調節機構であるレニ

● 水分の出納表

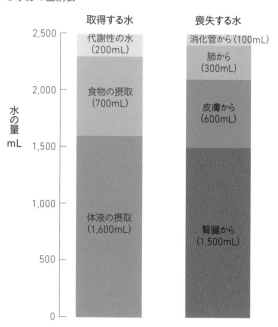

成人では1日の水の取得量と喪失量は等しい。数値は成人の平均量。

ンーアンジオテンシンーアルドステロン系、心房性ナトリウム利尿ペプチド、バゾプレシン（抗利尿ホルモン）などが重要である。

脱水時の水分調節

» 高張性脱水（こうちょうせいだっすい）の場合、血漿浸透圧（けっしょうしんとうあつ）の増加による視床下部浸透圧受容器の刺激と唾液量の減少からくる口腔・咽頭（こうくう・いんとう）の乾燥（かんそう）が、視床下部の口渇中枢（ししょうかぶしん）を刺激する。

» 口渇中枢が刺激されると、のどが渇いた感覚が生じ、飲水行動が誘発される。また、下垂体後葉（かすいたいこうよう）からバゾプレシンが分泌され、腎尿細管（じんにょうさいかん）からの水の再吸収を促す結果、尿量が減少する。

» 塩分欠乏による低張性脱水（ていちょうせいだっすい）の場合、循環血液量の減少が血圧を低下させ、腎血流量が減少する。

» この変化は腎臓を刺激し、レニン分泌を促し、アンジオテンシンⅡを増加させて、副腎皮質（ふくじんひしつ）のアルドステロン分泌を促す。アルドステロンは、腎尿細管のナトリウム再吸収を促し、同時に水の再吸収量も増加する。

水分過剰の場合の水分調節

» 循環血液量の増加により、心臓への静脈還流も増加し、右心房（しんぼう）は伸展する。これによって心房や肺静脈（はいじょうみゃく）にある低圧受容器が刺激され、心房性ナトリウム利尿ペプチドが分泌される。この物質は、腎尿細管におけるナトリウムと水の排泄（う）を促進し、尿量が増加する。

» また、水分の過剰で血液が低張になれば、脱水のときとは逆に、視床下部浸透圧受容器の刺激は減少し、バゾプレシン分泌が抑制されて、尿の排泄が促進される。

男性生殖器
male genital organs

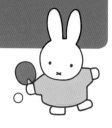

» 男性生殖器を構成するものは、発生学的ならびに局在部位により内生殖器と外生殖器に分けられる。

» 内生殖器には精巣（睾丸）、精巣上体（副睾丸）、精管、前立腺、精嚢、尿道球腺などがあり、外生殖器には陰茎、陰嚢、精巣被膜などがある。

» 精巣は精子とホルモンを産生する。精子は細管系を通って精巣上体に送られる。精巣上体は精子の貯蔵場所であり、同時に精子の成熟場所でもある。

» 精子は精管を通って運ばれる。精管は長さ35～40cmの3.0～3.5mmの外径、0.5mmの内径の管腔で、鼡径管を通って腹部に入り、腹膜外の部分を経て膀胱の下方で前立腺内部に入り、精嚢腺の排出管とともに射精管として尿道の前立腺部に開口する。

» 陰茎は2本の陰茎海綿体と下方の1本の尿道海綿体が合わさっている。それぞれの海綿体は海綿体白膜という被膜に包まれ、全体として深陰茎筋膜および浅陰茎筋膜と皮膚に包まれている。

» 精子は、射精時に尿道を通って外尿道口に運ばれる。

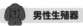
男性生殖器

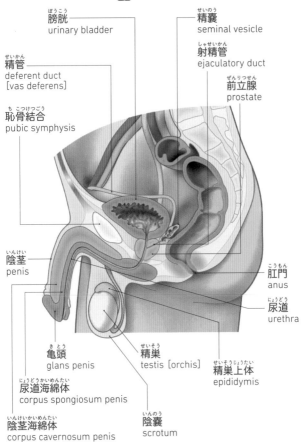

膀胱
_{ぼうこう}
urinary bladder

精嚢
_{せいのう}
seminal vesicle

精管
_{せいかん}
deferent duct
[vas deferens]

射精管
_{しゃせいかん}
ejaculatory duct

前立腺
_{ぜんりつせん}
prostate

恥骨結合
_{ち こつけつごう}
pubic symphysis

陰茎
_{いんけい}
penis

肛門
_{こうもん}
anus

尿道
_{にょうどう}
urethra

亀頭
_{き とう}
glans penis

精巣
_{せいそう}
testis [orchis]

精巣上体
_{せいそうじょうたい}
epididymis

尿道海綿体
_{にょうどうかいめんたい}
corpus spongiosum penis

陰茎海綿体
_{いんけいかいめんたい}
corpus cavernosum penis

陰嚢
_{いんのう}
scrotum

5

泌尿器系/生殖器系

141

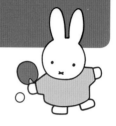

女性生殖器
female genital organs

内生殖器の構造

» 女性生殖器を構成するものは、発生学的ならびに局在部位により内生殖器と外生殖器に分けられる。

» 内生殖器には卵巣、卵管、子宮、膣があり、すべて骨盤腔にある。

卵巣

» 卵巣は、腹膜に覆われた長さ3〜4cmほどの器官で、左右に一対存在する。

» 卵巣は卵子をつくる。卵子は、卵胞という袋の中で成熟し、通常、毎月1個が卵管を通って排卵される。

» 卵管は平滑筋でできた管で、卵管漏斗部、卵管膨大部、卵管峡部からなる。排卵された卵子は漏斗部に取り込まれる。

子宮

» 子宮は、分厚い平滑筋でできていて、伸縮の能力が高い。子宮壁は、粘膜、筋層、漿膜の3層からできている。

» 大きさは、長さ7〜8cm、幅4cm、厚さ3cmほどである。

» 子宮の上部では左右の卵管につながり、下部は膣につながっている。

» 受精卵が着床して妊娠が始まると、胎児の成長に伴って、

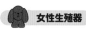

女性生殖器

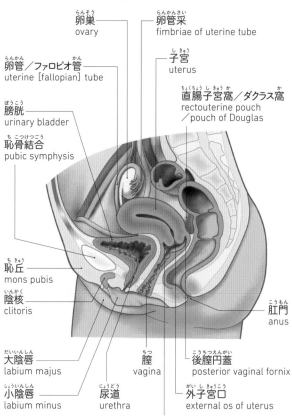

卵巣
らんそう
ovary

卵管采
らんかんさい
fimbriae of uterine tube

卵管／ファロピオ管
らんかん　　　　　　　かん
uterine [fallopian] tube

子宮
しきゅう
uterus

膀胱
ぼうこう
urinary bladder

直腸子宮窩／ダクラス窩
ちょくちょうしきゅうか　　　　　か
rectouterine pouch
／pouch of Douglas

恥骨結合
ちこつけつごう
pubic symphysis

恥丘
ちきゅう
mons pubis

陰核
いんかく
clitoris

肛門
こうもん
anus

大陰唇
だいいんしん
labium majus

膣
ちつ
vagina

後膣円蓋
こうちつえんがい
posterior vaginal fornix

小陰唇
しょういんしん
labium minus

尿道
にょうどう
urethra

外子宮口
がいしきゅうこう
external os of uterus

前膣円蓋
ぜんちつえんがい
anterior vaginal fornix

5

泌尿器系／生殖器系

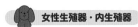

女性生殖器・内生殖器

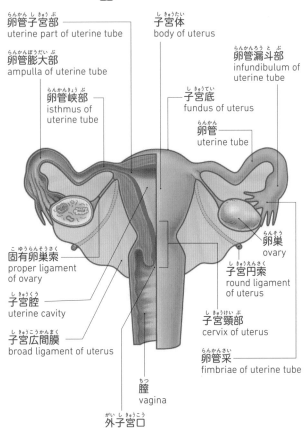

卵管子宮部
uterine part of uterine tube

卵管膨大部
ampulla of uterine tube

卵管峡部
isthmus of
uterine tube

子宮体
body of uterus

卵管漏斗部
infundibulum of
uterine tube

子宮底
fundus of uterus

卵管
uterine tube

固有卵巣索
proper ligament
of ovary

子宮腔
uterine cavity

子宮広間膜
broad ligament of uterus

卵巣
ovary

子宮円索
round ligament
of uterus

子宮頸部
cervix of uterus

卵管采
fimbriae of uterine tube

膣
vagina

外子宮口
external os of uterus

子宮は大きく広がり、分娩時には胎児を押し出すために強く収縮する。

» 外生殖器は大陰唇、小陰唇、膣前庭、大前庭腺（バルトリン腺）、陰核からなる。外生殖器は、外尿道口、膣口、恥丘をも含めて外性器（external genitalia）という用語も使用されている。

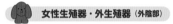

女性生殖器・外生殖器（外陰部）

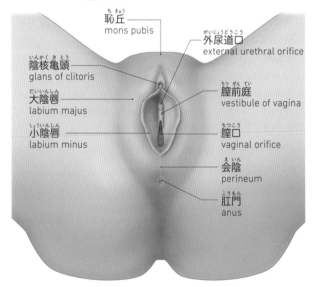

恥丘
mons pubis

外尿道口
external urethral orifice

陰核亀頭
glans of clitoris

膣前庭
vestibule of vagina

大陰唇
labium majus

小陰唇
labium minus

膣口
vaginal orifice

会陰
perineum

肛門
anus

5

泌尿器系／生殖器系

145

» 卵巣には、卵子を産生する生殖腺としての機能と、卵巣ホルモンを分泌する内分泌腺としての機能がある。

» 卵巣皮質には、すでに胎生期において形成された無数の原始卵胞があり、それぞれの原始卵胞の中に、1個の卵母細胞とそれを囲む卵胞上皮細胞群がある。

» 卵母細胞の成熟およびそれに伴う卵胞全体の変化は、概月性をもって周期的に行われる。これを卵巣周期という。

卵巣周期

» 卵巣周期は、視床下部、下垂体前葉、および卵巣から分泌されるホルモンの影響を受けており、卵胞期、排卵期、黄体期に区分される。

①卵胞期

» 15～20個の原始卵胞が発育を始め、1次卵胞、2次卵胞、胞状卵胞を経てグラーフ卵胞（成熟卵胞）まで成熟する。6日目頃を過ぎると、そのうちの1個のみが急速に成熟し、成熟卵胞となる。ほかの卵胞は閉鎖卵胞となり退化する。

» 卵胞の発達とともにエストロゲンの分泌が増加する。この時期、基礎体温は低い。

②排卵期

» 血液中のエストロゲンが十分になると、脳の下垂体から黄体形成ホルモンが分泌され、14日目頃に卵子が放出される（排卵）。排卵直前には、下垂体が分泌する黄体形成ホルモンと卵胞刺激ホルモンが急増し、排卵が誘発される。

» 排卵された卵子は、卵管采に拾われ、卵管内壁の繊毛運動

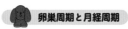
卵巣周期と月経周期

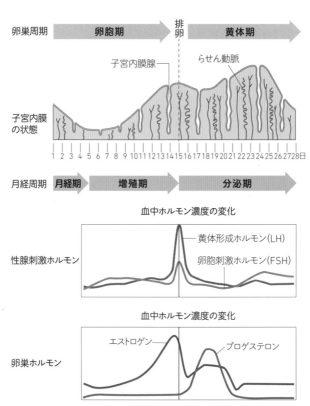

により卵管内を子宮へ向けて運ばれる。その間に精子と出合い受精すれば、その後約1週間で着床し、妊娠に至る。

» 受精しなかった場合は、膣を経て体外に排出される。受精できる期間は排卵前後の3日間程度である。

③黄体期

» 排卵後、卵胞は黄体となって、黄体形成ホルモンの刺激によりプロゲステロンを分泌する。

» 黄体期に入ると、プロゲステロンの分泌が増加し、エストロゲンの分泌が減少する。

» 受精した場合、黄体が発達し、プロゲステロンを分泌し続け、妊娠維持に重要な役割を果たす。

» 受精がなかった場合、黄体は14±2日で退化し、白体となる。この時期には、基礎体温は0.2～0.5℃上昇する（高温期）ので、基礎体温の測定により排卵の有無や周期を知ることができる。

月経周期

» 子宮は、受精卵を着床させるため、子宮内膜を厚くして妊娠の準備をする。妊娠がなかった場合は、これが無用となるため、子宮内膜は剥がれて出血し、体外に排出される。これが月経である。

» 卵巣から分泌されるエストロゲンやプロゲステロンの変化は、子宮内膜に周期的な変化を引き起こす。これを月経周期（子宮内膜周期）という。

» 月経周期は、月経期、増殖期、分泌期に分かれ、通常28～30日の周期性がある。月経周期をコントロールする中枢は視床下部である。

①月経期

» 受精しなかった場合、黄体が退縮するため黄体からのエストロゲンやプロゲステロン分泌が減少する。その結果、子宮内膜の機能層が壊死し、月経が始まり、5日ほど続く。

» 受精した場合は、黄体は退縮せず維持され、月経は見られない。

②増殖期

» 月経5日目くらいから排卵が起こるまでの時期で、エストロゲンにより、残った基底層から機能層の組織が再生し、徐々に厚みを増して内膜が形成される。

③分泌期

» 排卵後の約2週間で、黄体からのエストロゲンやプロゲステロン分泌の影響により、肥厚した機能層が浮腫状になる。

» また、内膜腺から粘液が分泌され、受精卵を着床しやすくする準備が整う。粘液には、グリコーゲンや酵素などの分泌物が含まれる。

受精と生殖
fertilization and reproduction

受精と生殖のプロセス

» 受精とは、雄のもつ精子が雌のもつ卵子に入り込み、結合することであり、生殖とは、生物がその種の維持・存続のために、自己と同種の個体（子）をつくり出すことである。

遺伝子と生殖

» ヒトの場合、生殖は受精によって行われる。

» 生物が、自己と同種の個体をつくり出すためには、その形質が親から子へと情報として伝えられなければならない。それを遺伝といい、その重要な遺伝情報を担っているのが遺伝子である。遺伝子は二重らせん構造をもったデオキシリボ核酸（DNA）として存在する。

» ヒトのDNAは、23対46本からできている染色体の中にある。男女に共通した常染色体は22対44本、性を決定する性染色体は1対2本である。性染色体は、男性ではXY染色体、女性はXX染色体である。性別は通常、受精段階で決定されて、男女により異なる性ホルモン（女性ホルモンと男性ホルモン）が働く。

受精から妊娠へ

» 妊娠とは、受精卵の着床から胎児とその付属物を排出する

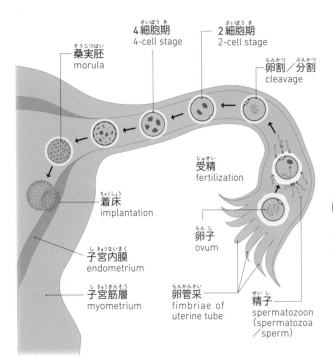

受精と生殖

桑実胚
morula

4細胞期
4-cell stage

2細胞期
2-cell stage

卵割／分割
cleavage

受精
fertilization

着床
implantation

卵子
ovum

子宮内膜
endometrium

子宮筋層
myometrium

卵管采
fimbriae of
uterine tube

精子
spermatozoon
(spermatozoa
／sperm)

5

泌尿器系／生殖器系

までの状態をいう。妊娠期間は約10カ月である。

» 排卵された卵子と精子が出合い、受精卵ができると、細胞分裂を繰り返しながら、やがて子宮内膜に着床する。

» 受精卵の着床から妊娠が開始される。

» 妊娠7週末までを胎芽 (embryo) といい、受精卵の細胞から器官や組織が形成されていく。妊娠8週目から胎児 (fetus) と呼ぶ。

» 子宮内膜では絨毛が繁生し、胎盤が形成され、妊娠16週頃に胎盤が完成する。

» 胎盤を経由して、母体から酸素と栄養が供給され、胎児の排泄物が母体側へ移行する。

胎盤の機能

» 胎盤のおもな機能は、ホルモンの産生と母児間の物質交換である。

ホルモンの産生

» 受精卵が子宮に着床すると、胎盤がつくられる。胎盤からは、ヒト絨毛性性腺刺激ホルモン (hCG) が分泌され、妊娠を維持する。このホルモンは尿中に出ることがわかっており、尿中hCG測定により、妊娠しているか否かがわかる。hCGは妊娠初期に多く分泌され、妊娠第7〜8週が最大となるが、その後分泌量は激減する。

» そのほか、ヒト絨毛性乳腺刺激ホルモン (hCS) や、リラキシン、エストロゲン、プロゲステロンなども分泌される。

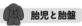
胎児と胎盤

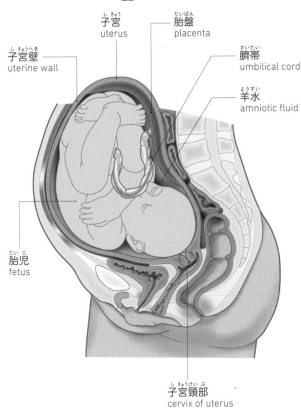

子宮
uterus

胎盤
placenta

子宮壁
uterine wall

臍帯
umbilical cord

羊水
amniotic fluid

胎児
fetus

子宮頸部
cervix of uterus

母児間の物質交換

» 胎盤は、胎児から由来する絨毛膜と、母体から由来する基底脱落膜が合体して形成されている。

» したがって、母体と胎児との物質交換は、胎児側の絨毛にある毛細血管と、それを囲む母体由来の胎盤腔との間で、母体の血液を介して行われる。

» 胎児は二酸化炭素を母血へ排出し、母血の酸素を吸収する。また、胎児内の老廃物を母血へ排出し、母血よりブドウ糖、アミノ酸、脂質などの栄養素を吸収する。

胎盤の機能

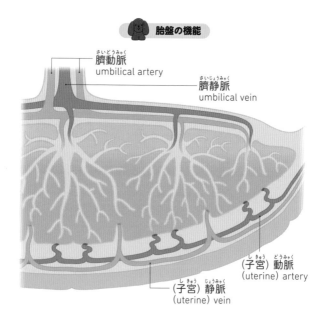

臍動脈
umbilical artery

臍静脈
umbilical vein

(子宮) 動脈
(uterine) artery

(子宮) 静脈
(uterine) vein

第**6**章

内分泌系／神経系

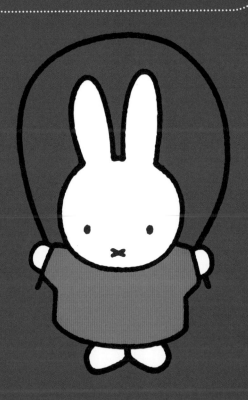

内分泌系
endocrine system

» 内分泌系（ないぶんぴつけい）には、内分泌臓器として腺構造（せんこうぞう）をもつもの（下垂体、甲状腺、副甲状腺、副腎、膵臓、精巣、卵巣）と、その後に発見された腺構造をもたないものがある。

» 全身の内分泌腺（内分泌臓器）を右図に示す。

» 腺構造をもたないきわめて多数の細胞から産生される物質が、ホルモンと同じように血中に放出されて、離れた部位で働く（散在性内分泌細胞という）。

» これらの物質については、古いホルモンという用語との混同を避ける意味合いから「生理活性物質（せいりかっせいぶっしつ）」という用語が使われている。

» 腎臓（じんぞう）、心臓、血管内皮（けっかんないひ）、脂肪、軟骨（なんこつ）、消化管などの明確な腺構造をもたない臓器からも生理活性物質は分泌される。

生理活性物質のホルモンとしての働き

» 生理活性物質による体液性の機能調節を液性相関（えきせいそうかん）という。これらの働きを大別すると、次の3つになる。

① 発育や成長の調節、性器や副性器、骨格、筋肉などの発達への関与。

② 自律神経機能（じりつしんけい）や本能的行動の調整。

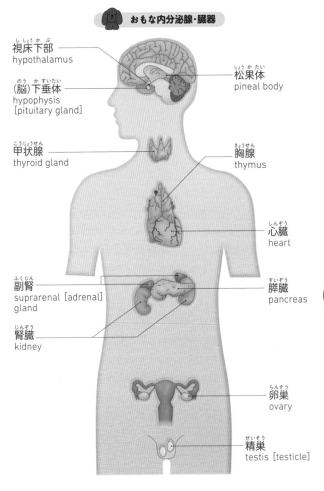

おもな内分泌腺・臓器

視床下部
hypothalamus

松果体
pineal body

(脳)下垂体
hypophysis
[pituitary gland]

甲状腺
thyroid gland

胸腺
thymus

心臓
heart

副腎
suprarenal [adrenal]
gland

膵臓
pancreas

腎臓
kidney

卵巣
ovary

精巣
testis [testicle]

③ 内部環境の維持調節。

» 生理活性物質は、ヒトではすべてが明らかにされてはいない。今後、さらに発見される可能性がある。

視床下部と下垂体の構造

» 視床下部と下垂体には、間脳下垂体門脈系という特異な構造がある。

» 視床下部の視索上核や室傍核の神経突起は下垂体後葉に分布し、隆起核から正中隆起にかけて分布している。

» これらとは別に、視床下部の毛細血管が集まって下垂体門脈に入り、下垂体漏斗を通って下垂体前葉で再び毛細血管となることが知られている。これは視床下部が、血液を介して下垂体前葉を支配する特異な構造だからである。

» 視床下部からは、下垂体のホルモン分泌を促進する「ホルモン放出ホルモン」と、分泌を制限する「ホルモン抑制ホルモン」が分泌される。

» つまり、視床下部は、下垂体のホルモン分泌をコントロールする司令部の役割を果たしているといえる。

» 脳下垂体は、発生学的に、ラトケ嚢という組織の腺細胞からなる前葉（腺下垂体）と、漏斗突起の神経細胞からなる後葉（神経下垂体）が合体した構造である。両葉とも毛細血管網が発達しており、ここから下垂体前葉ホルモン、下垂体後葉ホルモンが、それぞれ血流に乗って全身に分布する。

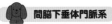

間脳下垂体門脈系

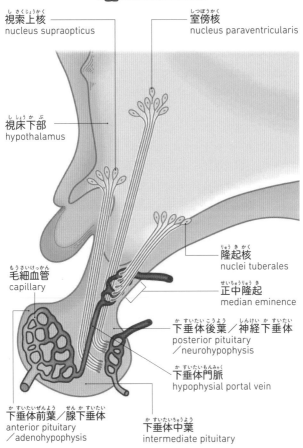

視索上核
nucleus supraopticus

室傍核
nucleus paraventricularis

視床下部
hypothalamus

隆起核
nuclei tuberales

毛細血管
capillary

正中隆起
median eminence

下垂体後葉／神経下垂体
posterior pituitary
／neurohypophysis

下垂体門脈
hypophysial portal vein

下垂体前葉／腺下垂体
anterior pituitary
／adenohypophysis

下垂体中葉
intermediate pituitary

副腎と甲状腺の構造

» 副腎は、腎臓の上部に位置し、皮質と髄質に分類される。

» 副腎皮質は、3層の球状帯、束状帯、網状帯からなる。球状帯からはアルドステロン、束状帯からはコルチゾール、網状帯からは男性ホルモンのアンドロゲンが分泌される。

» 副腎髄質からは、アドレナリンとノルアドレナリンが分泌される。

» 甲状腺は頸部の甲状軟骨の前部に位置する。甲状腺からは、甲状腺ホルモンのサイロキシン（T_4）とトリヨードサイロニン（T_3）および血中カルシウム濃度を下げるカルシトニンが分泌される。

» 副甲状腺は甲状腺の背面に位置し、血中カルシウム濃度を上げる副甲状腺ホルモン（PTH）が分泌される。

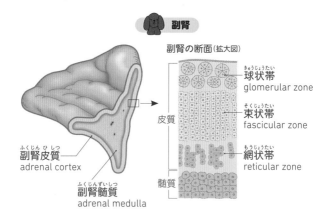

副腎

副腎の断面(拡大図)

球状帯
glomerular zone

束状帯
fascicular zone

網状帯
reticular zone

皮質

髄質

副腎皮質
adrenal cortex

副腎髄質
adrenal medulla

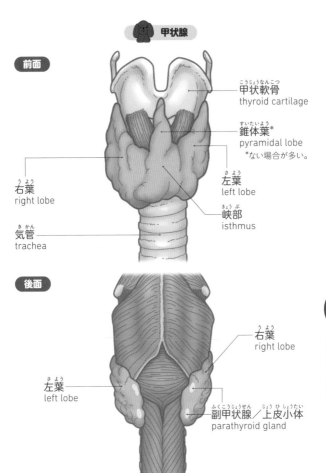

甲状腺

前面

甲状軟骨
こうじょうなんこつ
thyroid cartilage

錐体葉*
すいたいよう
pyramidal lobe
*ない場合が多い。

右葉
うよう
right lobe

左葉
さよう
left lobe

峡部
きょうぶ
isthmus

気管
きかん
trachea

後面

右葉
うよう
right lobe

左葉
さよう
left lobe

副甲状腺／上皮小体
ふくこうじょうせん　じょうひしょうたい
parathyroid gland

6
内分泌系／神経系

産生部位	生理活性物質(ホルモン)	欧文
■視床下部	成長ホルモン放出ホルモン	GHRH：growth-hormone-releasing hormone
	ソマトスタチン／成長ホルモン放出抑制ホルモン	somatostatin／SRIH：somatotropin release-inhibiting hormone
	甲状腺刺激ホルモン放出ホルモン	CRH：corticotropin-releasing hormone
	副腎皮質刺激ホルモン放出ホルモン	TRH：thyrotropin-releasing hormone
	性腺刺激ホルモン放出ホルモン／ゴナドトロピン放出ホルモン	GnRH：gonadotropin-releasing hormone
■(脳)下垂体		
前葉	甲状腺刺激ホルモン	TSH：thyroid-stimulating hormone
	成長ホルモン	GH：growth hormone
	プロラクチン	PRL：prolactin
	副腎皮質刺激ホルモン／コルチコトロピン	ACTH：adrenocorticotropic hormone／corticotrophin
	卵胞刺激ホルモン*	FSH：follicle-stimulating hormone
	黄体化(黄体形成)ホルモン*	LH：luteinizing hormone
	＊卵胞刺激ホルモンと黄体化(黄体形成)ホルモンを、性腺刺激ホルモン／ゴナドトロピン(gonadotropin)と呼ぶ。	
中葉	メラニン細胞刺激ホルモン	MSH：melanocyte-stimulating hormone
後葉	オキシトシン	OXT, OT：oxytocin
	抗利尿ホルモン／バゾプレシン	ADH：antidiuretic hormone／vasopressin
■松果体	メラトニン	melatonin

産生部位	生理活性物質(ホルモン)	欧文
■甲状腺		
濾胞上皮細胞	トリヨードサイロニン／トリヨードチロニン	T_3：triiodothyronine
	サイロキシン／チロキシン	T_4：thyroxin(e)
	*トリヨードサイロニン／トリヨードチロニンとサイロキシン／チロキシンを、甲状腺ホルモン（thyroid hormone）と呼ぶ。	
傍濾胞細胞	カルシトニン／カルチトニン	CT：calcitonin
■副甲状腺	副甲状腺ホルモン／パラソルモン	PTH：parathyroid hormone／parathormone
■胸腺	胸腺ホルモン	thymic hormone
■心臓	心房性ナトリウム利尿ペプチド	ANP：atrial natriuretic peptide
	脳性ナトリウム利尿ペプチド	BNP：brain natriuretic peptide
■肝臓	アンジオテンシン	angiotensin
	インスリン様成長因子1	IGF-1：insulin-like growth factor-1
■膵臓		
ランゲルハンス島 A(α)細胞	グルカゴン	glucagon
ランゲルハンス島 B(β)細胞	インスリン	insulin
ランゲルハンス島 D(δ)細胞	ソマトスタチン	somatostatin
ランゲルハンス島 PP細胞	膵ポリペプチド	PP：pancreatic polypeptide
■副腎皮質		
球状帯	アルドステロン*	aldosterone
束状帯	コルチゾール*	cortisol
網状帯	アンドロゲン*	androgen
*総称して、副腎皮質ホルモン（adrenocortical hormone）と呼ぶ。		

6

内分泌系／神経系

産生部位	生理活性物質(ホルモン)	欧文
■副腎髄質	アドレナリン／エピネフリン	adrenaline／epinephrine
	ノルアドレナリン／ ノルエピネフリン	noradrenaline／ norepinephrine
	*総称して、副腎髄質ホルモン(adrenomedullary hormone)と呼ぶ。	
■腎臓	エリスロポエチン	erythropoietin
	レニン	renin
	活性型ビタミンD_3	$1,25\text{-(OH)}_2\text{-}D_3$／$1,25$-dihydroxyvitamin D_3
■消化管	胃抑制(性)ポリペプチド	GIP：gastric inhibitory polypeptide
	グルカゴン様ペプチド-1	GLP-1：glucagon-like peptide-1
	血管作動性腸管ペプチド	VIP：vasoactive intestinal peptide
■胃		
幽門腺	ガストリン	gastrin
胃底線	グレリン	ghrelin
■十二指腸	セクレチン	secretin
	コレシストキニン／ パンクレオザイミン	CCK：cholecystokinin／ PZ：pancreozymin
■胎盤	ヒト絨毛(性)ゴナドトロピン	hCG：human chorionic gonadotropin
	ヒト胎盤性ラクトゲン	hPL：human placental lactogen
■卵巣	エストロゲン／卵胞ホルモン	estrogen
	プロゲステロン／黄体ホルモン	progesterone
	インヒビン	inhibin
	アクチビン	activin
■精巣	アンドロゲン	androgen
	テストステロン	testosterone

産生部位	生理活性物質(ホルモン)	欧文
■そのほか	プロスタグランジン	PG : prostaglandin
	一酸化窒素	NO : nitric oxide
	レプチン	leptin
	エンドセリン	endothelin
	アドレノメジュリン	AM : adrenomedullin

 内分泌系研究の現在

» 内分泌系研究の最近の進歩は著しく、概念の変遷がかなり
  激しい。内分泌腺だけでなく、消化管の腺上皮にも内分泌機
  能を有する基底顆粒細胞が存在し、ニューロンに類似してい
  ることから、パラニューロンという概念が提唱された。

» ホルモンと同定された物質が神経伝達物質として再発見さ
  れたり、神経伝達物質がホルモンとして再発見されたり、
  心臓から分泌される利尿ペプチドが発見されたことなどから、
  包括的な表現として生理活性物質という用語が生まれた。

» 下垂体後葉のバゾプレシンは19世紀末に昇圧物質として発
  見されたものの、抗利尿作用しかわかっていなかった。20
  世紀末、実に100年ぶりにショックの特効薬として、本来
  の昇圧物質としての働きがヒトで確認された。

» 現在まで、生理活性物質として数多くの種類がわかってきた。
  これから新たな物質が発見されたり、ヒトでの働きが確認
  されていく状況にある。

6

内分泌系／神経系

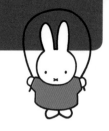

神経系 nervous system

中枢神経系と
末梢神経系
central nervous system
and peripheral nervous system

神経系の分類

» 神経系は中枢神経系（脳と脊髄）と末梢神経系（脳・脊髄神経系
と自律神経系）に分けられる。

» 脳・脊髄神経系は、脳神経（12対）と脊髄神経（31対）からな
る。

脊髄と脊髄神経の構造

脊髄

» 脊髄は、成人で長さ 40〜45cm の円柱状の構造で、脊柱管
（脊椎の椎孔の連なり）の中にある。下端は細くなって脊髄円錐と
なり、さらにきわめて細い終糸として仙骨管に入り、硬膜に
覆われて仙骨裂孔から出て尾椎の骨膜に付着する。

» 脊髄は頸髄、胸髄、腰髄、仙髄、尾髄に分けられ、それぞ
れの中に神経（頸神経、胸神経、腰神経、仙骨神経、尾骨神経）がある。

» 脊髄の前面正中部分には深い前正中裂があり、後面正中部

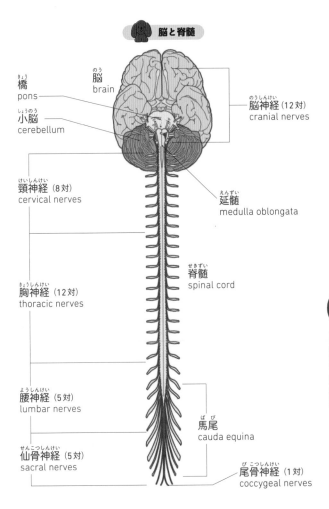

脳と脊髄

橋
pons

脳
brain

小脳
cerebellum

脳神経 (12対)
cranial nerves

頸神経 (8対)
cervical nerves

延髄
medulla oblongata

胸神経 (12対)
thoracic nerves

脊髄
spinal cord

腰神経 (5対)
lumbar nerves

馬尾
cauda equina

仙骨神経 (5対)
sacral nerves

尾骨神経 (1対)
coccygeal nerves

6

内分泌系／神経系

分には浅い後正中溝がある。前根と後根が出入りする部分には浅い前外側溝と後外側溝がある。

» 脊髄神経の前根あるいは後根の出入りする脊髄の単位を髄節といい、脊髄全体では31の髄節がある。髄節数はそれぞれ8（頸髄）、12（胸髄）、5（腰髄）、5（仙髄）、1（尾髄）である。

脊髄の内部構造

» 脊髄の内部構造は部位により異なるが、代表的な脊髄のレ

脊髄・髄節・脊髄神経根

中心管
central canal

灰白質
gray matter

白質
white matter

硬膜
dura mater

前正中裂
anterior median fissure

クモ膜
arachnoidea
[arachnoid]

脊髄神経節
spinal ganglion

軟膜
pia mater

根糸
fila radicularia

後枝
posterior branch

脊髄
spinal cord

前枝
anterior branch

前根
ventral root

後根
dorsal root

神経根
nerve root

ベルを図に示す。内部には、表層の白質（神経線維が集まった伝導路）と、深部には横断面がH字形の灰白質（神経細胞の集まり）がある。レベルによって灰白質の形と量、白質の量が異なるので注意が必要である。

脊髄神経

» 脊髄神経は、左右に31対ある。頚神経8対、胸神経12対、腰神経5対、仙骨神経5対、尾骨神経1対で、脊髄の髄節数と同じである（P.167図）。

» 1つの脊髄神経は、さらに細い根糸が集まって前根あるいは後根となり、前根と後根が合わさって、クモ膜と硬膜を貫きながら脊髄神経となる。

» 脊髄神経の前根は主として運動系で骨格筋を支配し、後根は主として知覚系で顔面を除く全身の皮膚に分布する。後根の途中に脊髄神経節がある。この中には知覚神経の細胞体が密集している。

» 前根と後根が合わさった脊髄神経は強大な前枝と細い後枝に分かれる。

» 胸神経の大部分を除く脊髄神経の前枝は、上下のレベルが集まって神経叢を形成する。

» 頚神経C1〜4は頚神経叢を、頚神経C4〜8と胸神経Th1は腕神経叢を形成する。胸神経Th12と腰神経L1〜4は腰神経叢を、腰神経L4〜5と仙骨神経S1〜3は仙骨神経叢を、仙骨神経S2〜4は陰部神経叢をそれぞれ形成する。

6

内分泌系／神経系

脳神経

- » 脳に出入りする末梢神経を脳神経という。
- » 脳神経は、頭頸部、胸部、腹部内臓に分布する。
- » 脳神経には、Ⅰ 嗅神経、Ⅱ 視神経、Ⅲ 動眼神経、Ⅳ 滑車神経、Ⅴ 三叉神経、Ⅵ 外転神経、Ⅶ 顔面神経、Ⅷ 内耳神経（前庭蝸牛神経）、Ⅸ 舌咽神経、Ⅹ 迷走神経、Ⅺ 副神経、Ⅻ 舌下神経がある。下表にそれぞれの機能を示す。

●脳神経（cranial nerves）の名称とその機能

神経名	機能
Ⅰ 嗅神経 olfactory nerve	嗅覚
Ⅱ 視神経 optic nerve	視覚
Ⅲ 動眼神経 oculomotor nerve	外眼筋の収縮、縮瞳*
Ⅳ 滑車神経 trochlear nerve	外眼筋の収縮
Ⅴ 三叉神経 trigeminal nerve	顔面知覚、咀嚼筋の収縮
Ⅵ 外転神経 abducent nerve	外眼筋の収縮
Ⅶ 顔面神経 facial nerve	顔面表情筋の収縮、味覚、唾液分泌抑制*
Ⅷ 内耳神経 vestibulocochlear nerve	平衡覚、聴覚
Ⅸ 舌咽神経 glossopharyngeal nerve	舌・咽頭などの感覚、味覚、唾液分泌促進*
Ⅹ 迷走神経 vagus nerve	外耳道・咽頭・食道などの感覚、消化管運動の促進
Ⅺ 副神経 accessory nerve	僧帽筋の収縮、胸鎖乳突筋(脊髄根)の収縮**
Ⅻ 舌下神経 hypoglossal nerve	舌の運動

* 副交感神経の機能。

**副神経のうち、脊髄根と合流しない延髄根は、迷走神経に合流し、喉頭の筋を支配する。

脳神経

終脳
telencephalon

Ⅰ 嗅神経
olfactory nerve

Ⅱ 視神経
optic nerve

Ⅲ 動眼神経
oculomotor nerve

Ⅳ 滑車神経
trochlear nerve

Ⅴ 三叉神経
trigeminal nerve

Ⅵ 外転神経
abducent nerve

Ⅶ 顔面神経
facial nerve

小脳
cerebellum

Ⅻ 舌下神経
hypoglossal nerve

Ⅸ 舌咽神経
glossopharyngeal nerve

Ⅺ 副神経
accessory nerve

Ⅷ 内耳神経
vestibulocochlear nerve

Ⅹ 迷走神経
vagus nerve

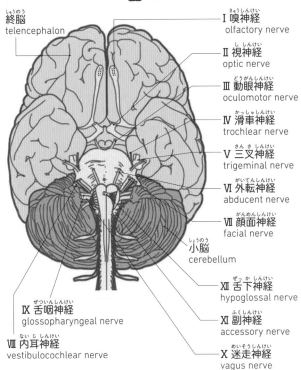

» 自律神経系 (autonomic nervous system) は、内臓、脈管、皮膚などの平滑筋の運動や、いろいろな腺の分泌調節に関与している。おもに消化、呼吸、循環、排泄などを担当している。

» 自律神経系には、相反する作用をもつ交感神経と副交感神経がある。

» 交感神経は、主として脊柱前面の交感神経幹から分枝が出て分布する。おもな働きは、心肺機能を亢進させ、血圧を上昇させるなど、からだを活動的にするように働く。

» 副交感神経は、脳神経 (動眼神経、顔面神経、舌咽神経、迷走神経)、仙骨神経に混在して分布する。おもな働きは、心肺機能を抑え、血圧を下げ、胃腸の働きを活発にするなど、からだを休息させるように働く。

●自律神経系のおもな作用

作用組織		交感神経	副交感神経
瞳孔		散大	縮小
涙腺		−	分泌促進
心臓	心拍数	増加	減少
血管 (細動脈)		収縮	弛緩
気管・気管支		弛緩	収縮
胃	運動	抑制	亢進
	胃液分泌	減少	増加
小腸・大腸		運動抑制	運動亢進
膵臓		−	分泌促進
副腎髄質		分泌促進	−
膀胱		排尿抑制	排尿促進
肛門括約筋		収縮 (排便抑制)	弛緩 (排便促進)
子宮 (妊娠時)		収縮	弛緩

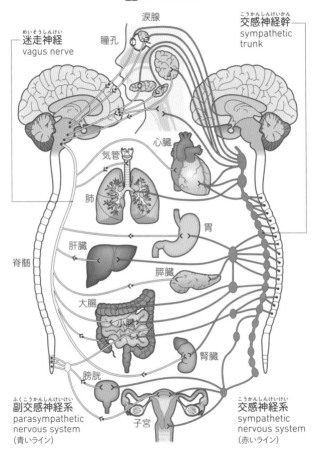

自律神経系

涙腺

瞳孔

交感神経幹
sympathetic
trunk

めいそうしんけい
迷走神経
vagus nerve

心臓

気管

肺

胃

肝臓

膵臓

脊髄

大腸

小腸

腎臓

膀胱

ふくこうかんしんけいけい
副交感神経系
parasympathetic
nervous system
（青いライン）

子宮

こうかんしんけいけい
交感神経系
sympathetic
nervous system
（赤いライン）

6

内分泌系／神経系

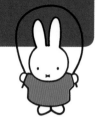

脳
brain

脳の構造

» 脳は、①終脳（大脳）、②間脳、③中脳、④橋、⑤延髄、⑥小脳に分けられる。①②を合わせて前脳、④と⑥を後脳、③④⑤を脳幹という。人間の脳は終脳の発育がきわめて良好で、大きな部位を占めている。

終脳

» 終脳は、表面の外套と深部の大脳核に分けられる。外套は前頭葉、頭頂葉、後頭葉、側頭葉、島に分けられる。島は外側溝の中にあり、表面からは見えない。これらの葉を分ける部位は外側溝、中心溝、頭頂後頭溝、後頭前切痕である。

» 大脳核は4群5核があり、①尾状核、②被殻、③淡蒼球、④前障、⑤扁桃体に分けられる。大脳基底核という用語は、使用する人により内容が異なることがある。

間脳

» 間脳は、①視床、②視床下部、③視床後部、④視床上部、⑤視床腹部に分けられる。

» 視床は知覚系の大きな中継核群で、その一部しか解明されていない。視床下部は自律系の中枢で、下垂体との連絡がわかっている。視床後部は聴覚と視覚の中継核である。

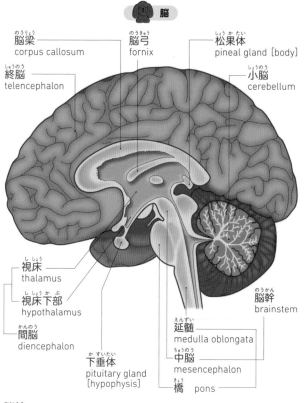

脳

脳梁
corpus callosum

脳弓
fornix

松果体
pineal gland [body]

終脳
telencephalon

小脳
cerebellum

視床
thalamus

視床下部
hypothalamus

間脳
diencephalon

下垂体
pituitary gland
[hypophysis]

脳幹
brainstem

延髄
medulla oblongata

中脳
mesencephalon

橋 pons

脳幹

» 中脳、橋、延髄を合わせて脳幹という。脳幹には生命維持に関与する中枢が集中しており、呼吸中枢、循環中枢（心拍などの調節）、嘔吐中枢、嚥下中枢などがある。

小脳

» 小脳は虫部と左右の小脳半球からなる。虫部は体幹と、小脳半球は四肢との関連がわかっている。

脳の高次脳機能

» ヒトの高次脳機能がわかっている部位は、まだ一部に過ぎ

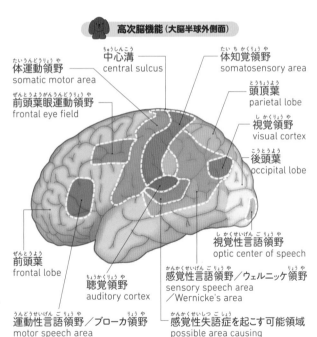

高次脳機能（大脳半球外側面）

中心溝
central sulcus

体運動領野
somatic motor area

体知覚領野
somatosensory area

前頭葉眼運動領野
frontal eye field

頭頂葉
parietal lobe

視覚領野
visual cortex

後頭葉
occipital lobe

前頭葉
frontal lobe

視覚性言語領野
optic center of speech

聴覚領野
auditory cortex

感覚性言語領野／ウェルニッケ領野
sensory speech area
／Wernicke's area

運動性言語領野／ブローカ領野
motor speech area
／Broca's area

感覚性失語症を起こす可能領域
possible area causing
sensory aphasia

ない。その主要なものを下図で示す。

» 体運動領野、体知覚領野、視覚領野、聴覚領野、運動性言語領野（ブローカ領野）、感覚性言語領野（ウェルニッケ領野）などのほかに、左頭頂葉機能では失認（身体失認、手指失認、視覚失認、聴覚失認、触覚失認）や、失行（肢節運動失行、観念運動失行、観念失行、構成失行）、右頭頂葉機能では視空間失認、着衣失行などが知られている。なお、ブローカ領野は女性のほうが大きい。

高次脳機能（大脳半球内側面）

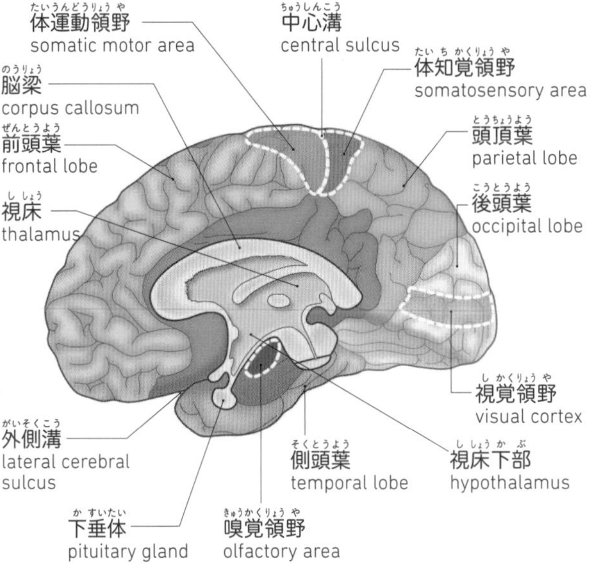

体運動領野
somatic motor area

中心溝
central sulcus

体知覚領野
somatosensory area

脳梁
corpus callosum

前頭葉
frontal lobe

頭頂葉
parietal lobe

視床
thalamus

後頭葉
occipital lobe

外側溝
lateral cerebral sulcus

視覚領野
visual cortex

側頭葉
temporal lobe

視床下部
hypothalamus

下垂体
pituitary gland

嗅覚領野
olfactory area

6
内分泌系／神経系

脳の血管系

» 脳の血管系は、動脈系と静脈系の形態がまったく異なることと、脳には硬膜静脈洞という特殊な静脈があること、の2つに注意が必要である。

脳の動脈系

» 脳に分布する動脈系は、左右に一対ある内頸動脈と椎骨動脈の計4本である。

» 内頸動脈は、甲状軟骨上縁のレベルで総頸動脈から分かれ、側頭骨の頸動脈管から頭蓋内に入り、海綿静脈洞を通って前方へ、さらに視神経管の後方で上方へ曲がり（サイフォン）、硬膜とクモ膜を貫いてクモ膜下腔に入る。

» 椎骨動脈は、鎖骨下動脈から分かれ、第6頸椎の横突孔を通り、順次上位の横突孔を経て進み、後環椎後頭膜とクモ膜を貫いてクモ膜下腔に入る。その後、左右の椎骨動脈は近寄って合流し、大後頭孔付近で脳底動脈となる。

脳底部の動脈と大脳動脈輪

» 内頸動脈は、クモ膜下腔に入ると、後交通動脈と前脈絡叢動脈を分岐した後、前大脳動脈と中大脳動脈に分かれる。脳底動脈は、斜台に沿って上行して終枝の左右の後大脳動脈となる。

» 椎骨脳底動脈の分枝には、後下小脳動脈、前脊髄動脈、前下小脳動脈、上小脳動脈などがある。

» 左右の前大脳動脈間には前交通動脈、内頸動脈左右の前大脳動脈間には前交通動脈、内頸動脈があり、後大脳動脈間には左右一対の後交通動脈があって、動脈系の基部には全

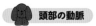

頭部の動脈

後交通動脈（こうこうつうどうみゃく）
posterior communicating artery

中大脳動脈（ちゅうだいのうどうみゃく）
middle cerebral artery

後大脳動脈（こうだいのうどうみゃく）
posterior cerebral artery

前大脳動脈（ぜんだいのうどうみゃく）
anterior cerebral artery

脳底動脈（のうていどうみゃく）
basilar artery

頸動脈洞（けいどうみゃくどう）
carotid sinus

椎骨動脈（ついこつどうみゃく）
vertebral artery

内頸動脈（ないけいどうみゃく）
internal carotid artery

外頸動脈（がいけいどうみゃく）
external carotid artery

総頸動脈（そうけいどうみゃく）
common carotid artery

鎖骨下動脈（さこつかどうみゃく）
subclavian artery

腕頭動脈（わんとうどうみゃく）
brachiocephalic trunk

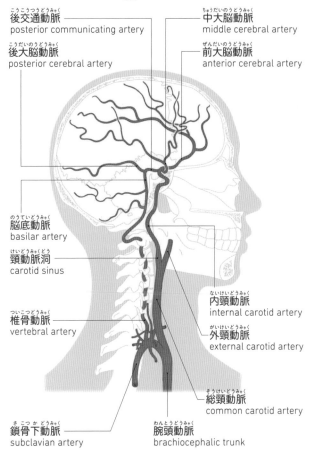

6

内分泌系／神経系

脳底部の動脈

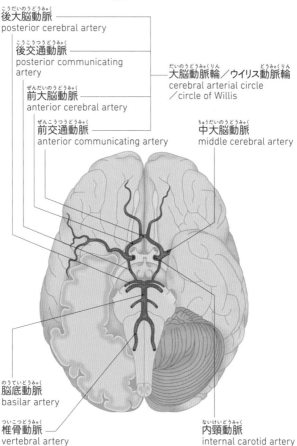

こうだいのうどうみゃく
後大脳動脈
posterior cerebral artery

こうこうつうどうみゃく
後交通動脈
posterior communicating
artery

だいのうどうみゃくりん
大脳動脈輪／ウイリス動脈輪
cerebral arterial circle
／circle of Willis

ぜんだいのうどうみゃく
前大脳動脈
anterior cerebral artery

ぜんこうつうどうみゃく
前交通動脈
anterior communicating artery

ちゅうだいのうどうみゃく
中大脳動脈
middle cerebral artery

のうていどうみゃく
脳底動脈
basilar artery

ついこつどうみゃく
椎骨動脈
vertebral artery

ないけいどうみゃく
内頸動脈
internal carotid artery

体として輪状の吻合が形成される。これを大脳動脈輪（ウィリス動脈輪）という。

脳の静脈系

» 大脳静脈では、大半の血液は硬膜静脈洞に流れ込み、最終的に内頸静脈に集まり、鎖骨下静脈へと流れ込む。硬膜静脈洞は、脳の硬膜の内外2葉の間の一部にあるすき間の静脈で、ここを静脈血が流れる。特異な形態の静脈である。

» 大脳表在静脈系では、主として上矢状静脈洞、浅中大脳静脈、横静脈洞に流入する静脈があり、その一部は上吻合静脈（トロラール静脈）と下吻合静脈（ラベ静脈）で側副路を形成する。

» 大脳深部静脈系では、主として左右の内大脳静脈と左右の脳底静脈が集まる大大脳静脈となり、下矢状静脈洞や後頭葉内側面の静脈も合わせて直静脈洞を経て、静脈洞交会（静脈洞同士が合流する部分）に入る。

脳の毛細血管と血液脳関門

» 脳の毛細血管は、脳以外のものとは異なっている。

» 脳の毛細血管の内皮細胞間の接着が強く、すき間がないため、物質が通過できない。物質の移動は、内皮細胞の細胞膜を通して選択的に行われる。

» 脳以外の一般の毛細血管では、内皮細胞間にすき間があり、物質の移動が容易であるという特徴がある。

脳脊髄液の産生・循環・排出

» 脳脊髄液は、脳と脊髄を衝撃から守るクッションの役割を果たす。側脳室・第3脳室・第4脳室の脈絡叢で産生され、第4脳室正中口（マジャンディ孔）と左右の第4脳室外側口（ルシュカ孔）を通って脳と脊髄の表面を満たして循環し、頭頂部に多いクモ膜顆粒から静脈内に排出される。

» クモ膜顆粒は一種のフィルターで、クモ膜下出血の後遺症などで、その透過性に障害が出ると、正常圧水頭症になる。

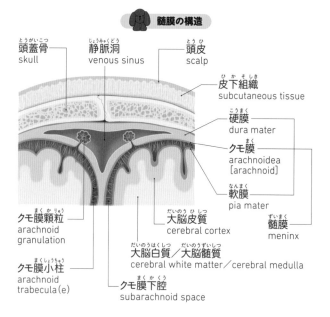

髄膜の構造

頭蓋骨
skull

静脈洞
venous sinus

頭皮
scalp

皮下組織
subcutaneous tissue

硬膜
dura mater

クモ膜
arachnoidea
[arachnoid]

軟膜
pia mater

クモ膜顆粒
arachnoid
granulation

大脳皮質
cerebral cortex

髄膜
meninx

大脳白質／大脳髄質
cerebral white matter／cerebral medulla

クモ膜小柱
arachnoid
trabecula(e)

クモ膜下腔
subarachnoid space

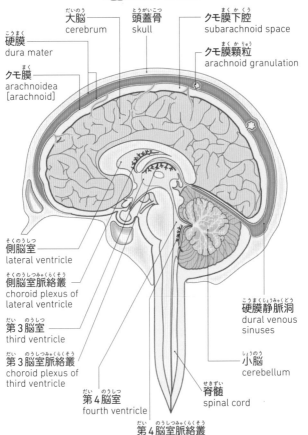

脳脊髄液の流れ

大脳
cerebrum

頭蓋骨
skull

クモ膜下腔
subarachnoid space

硬膜
dura mater

クモ膜
arachnoidea
[arachnoid]

クモ膜顆粒
arachnoid granulation

側脳室
lateral ventricle

側脳室脈絡叢
choroid plexus of
lateral ventricle

第3脳室
third ventricle

第3脳室脈絡叢
choroid plexus of
third ventricle

第4脳室
fourth ventricle

硬膜静脈洞
dural venous
sinuses

小脳
cerebellum

脊髄
spinal cord

第4脳室脈絡叢
choroid plexus of fourth ventricle

6

内分泌系／神経系

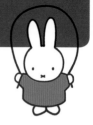

神経系 nervous system

神経細胞の働き
functions of neurons

神経細胞と神経膠細胞

» 脳・脊髄・神経節・末梢神経などを形づくる要素は、神経細胞（ニューロン）と神経膠細胞（グリア細胞）である。

» 神経細胞は、細胞体と2種類の突起（1本の神経突起と多数の樹状突起）からなる。神経突起（軸索ともいう）の先端の終末ボタンという膨らみが、ほかの神経細胞に付いている。

» 神経膠細胞は、神経細胞間の詰め物の役割もあり、脳と脊髄では、3種類の固有神経膠細胞（星状膠細胞、稀突起膠細胞、小膠細胞）と、脳室系の内面を覆う上衣細胞がある。

» 星状膠細胞は、細胞体から突起が放射状に出ているために命名された。突起は太い原形質性と細い線維性に分かれている。細胞体がほかの神経膠細胞より大きいので、大膠細胞の別名がある。突起は神経細胞体や毛細血管に付いて、栄養物を運んでいる。

» 稀突起膠細胞と末梢神経のシュワン細胞は、神経突起の周りに髄鞘を形成する。小膠細胞は小突起をもち、脳と脊髄内を移動して異物を摂取する働きがある。

» 神経細胞の興奮（活動電位）は、神経突起を取り巻く髄鞘のところどころにあるランヴィエ絞輪という髄鞘欠損部を経

184

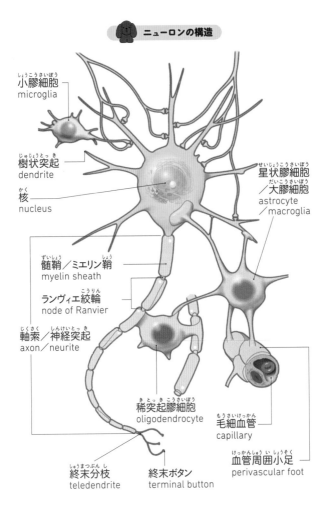

ニューロンの構造

小膠細胞
しょうこうさいぼう
microglia

樹状突起
じゅじょうとっき
dendrite

核
かく
nucleus

星状膠細胞
せいじょうこうさいぼう
／大膠細胞
だいこうさいぼう
astrocyte
／macroglia

髄鞘／ミエリン鞘
ずいしょう   しょう
myelin sheath

ランヴィエ絞輪
こうりん
node of Ranvier

軸索／神経突起
じくさく   しんけいとっき
axon／neurite

稀突起膠細胞
きとっきこうさいぼう
oligodendrocyte

毛細血管
もうさいけっかん
capillary

血管周囲小足
けっかんしゅういしょうそく
perivascular foot

終末分枝
しゅうまつぶんし
teledendrite

終末ボタン
terminal button

て電気的に飛び越えて伝わる現象があり、これを跳躍伝導（ちょうやくでんどう）という。また、神経突起内には、細胞体に向かう突起内容物の移動があり、これを軸索流（じくさくりゅう）という。

シナプス

» 神経線維の先端の終末ボタンがほかの神経細胞に付く部分をシナプスという。付着部分にはすき間があり、そのすき間をシナプス間隙（かんげき）という。

» 神経線維を伝わってきた活動電位がシナプスに達すると、その刺激によってシナプス小胞（しょうほう）から神経伝達物質がシナプス間隙に放出される。

» 放出された神経伝達物質が、シナプス後膜にある受容体（レセプター）に結合すると、興奮が次の神経細胞に伝達される。

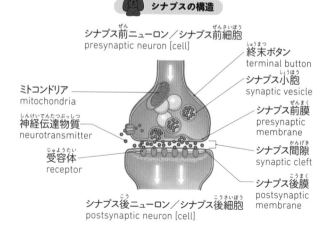

シナプスの構造

シナプス前（ぜん）ニューロン／シナプス前細胞（ぜんさいぼう）
presynaptic neuron [cell]

終末（しゅうまつ）ボタン
terminal button

シナプス小胞（しょうほう）
synaptic vesicle

ミトコンドリア
mitochondria

神経伝達物質（しんけいでんたつぶっしつ）
neurotransmitter

受容体（じゅようたい）
receptor

シナプス前膜（ぜんまく）
presynaptic membrane

シナプス間隙（かんげき）
synaptic cleft

シナプス後膜（こうまく）
postsynaptic membrane

シナプス後（こう）ニューロン／シナプス後細胞（こうさいぼう）
postsynaptic neuron [cell]

第7章

感覚器系

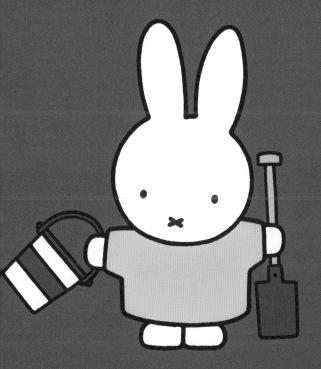

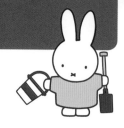

眼と視覚
eye and visual system

眼の構造

» 眼球は水晶体や硝子体などと、3層の眼球壁からなる。

» 毛様体は、水晶体の厚みを変えて遠近調節をする。

» 虹彩は瞳孔の大きさを変えて光の量を調節する。

» 水晶体の前方には透明な角膜があり、光を取り入れる。開眼の状態で眼球に入る光は角膜→水晶体→硝子体→網膜に達し、視細胞（感覚細胞の杆状体と錐状体）で受容される。錐状体は色の受容、杆状体は明暗の受容を担当し、中心窩は錐状体のみからなる。

» 網膜に入った光刺激は、視神経→視交叉→視索→外側膝状体→視放線→後頭葉有線領に投射され、感知される。

» 3層の眼球壁は外から強膜、脈絡膜、網膜である。強膜は強靭な線維性の膜で、その続きに角膜がある。脈絡膜の内面にはメラニン色素を含む色素細胞層がある。

» 網膜の基本的な構成は視細胞、双極細胞、神経節細胞である。神経節細胞の突起は集まって、視神経として乳頭から視神経管を通って頭蓋内の脳に入る。

» 眼底の後極の網膜に黄斑があり、その中央部が少しくぼんだ中心窩で、中心視野に対応する視覚の鋭敏な部位である。

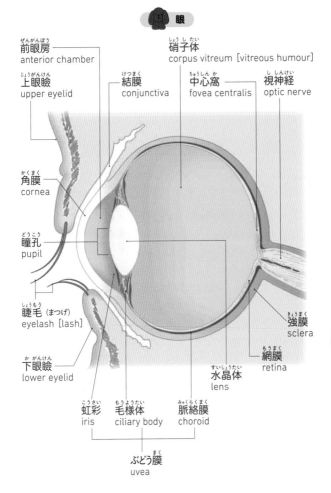

眼

前眼房
ぜんがんぼう
anterior chamber

硝子体
しょうしたい
corpus vitreum [vitreous humour]

上眼瞼
じょうがんけん
upper eyelid

結膜
けつまく
conjunctiva

中心窩
ちゅうしんか
fovea centralis

視神経
ししんけい
optic nerve

角膜
かくまく
cornea

瞳孔
どうこう
pupil

睫毛（まつげ）
しょうもう
eyelash [lash]

下眼瞼
かがんけん
lower eyelid

強膜
きょうまく
sclera

網膜
もうまく
retina

水晶体
すいしょうたい
lens

虹彩
こうさい
iris

毛様体
もうようたい
ciliary body

脈絡膜
みゃくらくまく
choroid

ぶどう膜
まく
uvea

耳と聴覚・平衡覚
ear and auditory system
and equilibrium system

耳の構造

» 耳は外耳・中耳・内耳に分けられる。

» 外耳と中耳は音を伝達する部分である。

» 外耳は、耳介と外耳道からなる。音は空気中の振動（音波）として、外耳道から入って鼓膜で固体の振動に変わり、中耳の耳小骨に伝わる。

» 中耳には、鼓室という内腔の中に、耳小骨という小さな3つの骨があり、鼓膜の振動を内耳に伝える。耳小骨はツチ骨、キヌタ骨、アブミ骨からなる。アブミ骨が内耳の蝸牛に接着し、音の振動を伝える。

» 内耳は、音の刺激（振動）を受ける部分と、平衡についての刺激を受ける部分とがある。

» 内耳の内部には、袋状の膜である膜迷路があり、内部の液体（内リンパ）を通じて、感覚細胞が音や平衡についての刺激を感知する。膜迷路は、蝸牛と半規管からなる。

» 内耳の聴覚の関連部位が蝸牛であり、平衡覚の関連部位が半規管・卵形嚢・球形嚢である。

耳

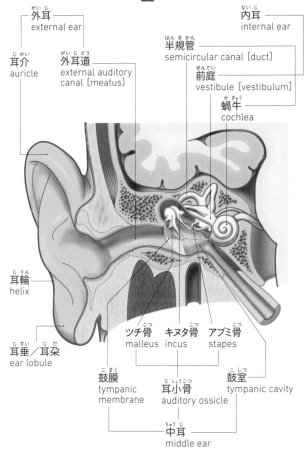

外耳（がいじ）
external ear

内耳（ないじ）
internal ear

半規管（はんきかん）
semicircular canal [duct]

前庭（ぜんてい）
vestibule [vestibulum]

蝸牛（かぎゅう）
cochlea

耳介（じかい）
auricle

外耳道（がいじどう）
external auditory
canal [meatus]

耳輪（じりん）
helix

耳垂（じすい）／耳朶（じだ）
ear lobule

ツチ骨（こつ）
malleus

キヌタ骨（こつ）
incus

アブミ骨（こつ）
stapes

鼓膜（こまく）
tympanic
membrane

耳小骨（じしょうこつ）
auditory ossicle

鼓室（こしつ）
tympanic cavity

中耳（ちゅうじ）
middle ear

7

感覚器系

191

蝸牛管とラセン器(コルチ器)

» アブミ骨の底から伝えられた音の振動は、蝸牛の前庭階から鼓室階へと外リンパを通じて伝わり、さらに蝸牛管の内部の内リンパに伝わり、液体の振動となって蝸牛管底のラセン器(コルチ器)に伝えられる。

» コルチ器には、聴毛の生えた有毛細胞があり、液体の振動を周波数(音の高低)に対応する部位の有毛細胞で感知し、蝸牛神経を介して脳に伝える。

半規管・卵形嚢・球形嚢

» 袋状の膜である半規管は、C字形の前半規管・後半規管・外側半規管が、それぞれ直角に位置し、前庭に連なっている。各半規管は、それぞれの面での頭部の運動を内リンパの動きで感知する。

» 各半規管の根元には膨大部があり、内部に膨大部稜がある。膨大部稜には有毛細胞があり、内リンパの流れを感知して、前庭神経に伝える。

» 前庭にある卵形嚢と球形嚢の内部には、それぞれ卵形嚢斑と球形嚢斑があり、頭部の平衡を感知する。卵形嚢斑と球形嚢斑を合わせて平衡斑という。その感覚上皮は有毛細胞で、表面が平衡砂(耳石)を含む平衡砂膜で覆われ、頭部が傾くと膜が動いて感知される。

» 内耳神経は、蝸牛神経と前庭神経の2つの部分からなり、音と平衡感覚を脳に伝えるため、別名を平衡聴神経ともいう。

半規管・蝸牛管

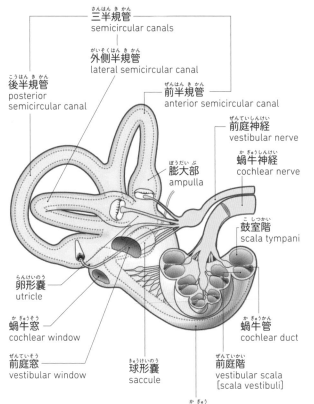

三半規管
semicircular canals

外側半規管
lateral semicircular canal

後半規管
posterior
semicircular canal

前半規管
anterior semicircular canal

前庭神経
vestibular nerve

蝸牛神経
cochlear nerve

膨大部
ampulla

鼓室階
scala tympani

卵形嚢
utricle

蝸牛窓
cochlear window

前庭窓
vestibular window

球形嚢
saccule

蝸牛管
cochlear duct

前庭階
vestibular scala
[scala vestibuli]

蝸牛
cochlea

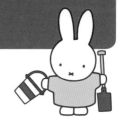

鼻と嗅覚
nose and olfactory system

鼻の構造

» 顔の鼻の部分を外鼻（がいび）といい、一対の外鼻孔（がいびこう）がある。

» 外鼻孔に続く鼻腔（びくう）は、鼻粘膜（びねんまく）に覆われ、上中下の鼻甲介（びこうかい）と鼻道（びどう）があり、後鼻孔（こうびこう）で咽頭（いんとう）に続く。

» 鼻腔は、呼吸器系の始まりであると同時に、鼻腔上端の部位に嗅覚系の受容部である感覚上皮（かんかくじょうひ）（嗅上皮（きゅうじょうひ））がある。嗅上皮の嗅細胞（きゅうさいぼう）から出た嗅小毛（きゅうしょうもう）は、粘膜面に出て匂いの物質と結合し、匂いを感知する。

» 嗅上皮の突起は、嗅神経（きゅうしんけい）として篩骨（しこつ）の篩板（しばん）を貫いて、脳底面（のうてい めん）の嗅球（きゅうきゅう）に入り、脳に匂いの興奮を伝える。嗅神経は、厳密には神経組織ではない。

» 鼻孔の周囲の骨の内部にも空洞があり、副鼻腔（ふくびくう）と呼ばれる。厳密な働きは不明だが、響くことで声質をつくること、頭蓋骨（とうがいこつ）の軽量化などが考えられ、大きさ、形もさまざまである。

» 鼻汁（びじゅう）は、鼻腔の鼻腺（びせん）から分泌される粘液で、常に分泌されていて、気道の粘膜を洗いながら食道（しょくどう）に流れている。雑菌を除去することで感染予防に重要であるとともに、匂い分子を溶解することで匂いを感じやすくしている。

鼻

じょうびどう
上鼻道
superior nasal meatus

しばん
篩板
cribriform plate

じょうびこうかい
上鼻甲介
superior nasal concha

きゅうきゅう
嗅球
olfactory bulb

きゅうしんけい
嗅神経
olfactory nerve

ちゅうびこうかい
中鼻甲介
middle nasal concha

ぜんとうどう
前頭洞
frontal sinus

ちょうけいこつどう
蝶形骨洞
sphenoidal sinus

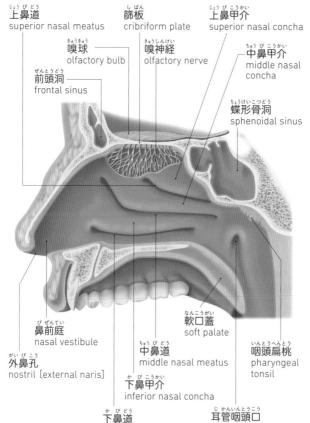

びぜんてい
鼻前庭
nasal vestibule

なんこうがい
軟口蓋
soft palate

がいびこう
外鼻孔
nostril [external naris]

ちゅうびどう
中鼻道
middle nasal meatus

いんとうへんとう
咽頭扁桃
pharyngeal tonsil

かびこうかい
下鼻甲介
inferior nasal concha

かびどう
下鼻道
inferior nasal meatus

じかんいんとうこう
耳管咽頭口
pharyngeal orifice of auditory tube

7

感覚器系

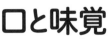

口と味覚
mouth and taste

口の構造

» 口は消化器系の入口であり、食物などを介して栄養物質を取り込む。上唇と下唇からなる口唇は粘膜である。上唇と下唇が合わさる部分は唇交連（しんこうれん）で、口角（こうかく）という別名もある。

» 口の上に外鼻孔（がいびこう）があり、食物の味覚と嗅覚の入口が近い部位にあることは重要な意味がある。

舌の構造

» 舌は特殊な粘膜で覆われた筋の塊である。分界溝（ぶんかいこう）の部分で舌は舌体（ぜったい）、舌根（ぜっこん）に分けられる。舌の背面を舌背（ぜっぱい）、舌の先端を舌尖（ぜっせん）、舌の外側端を舌縁（ぜつえん）という。

» 舌の表面には4種類の乳頭が多数ある。舌背全体に糸状乳頭（しじょうにゅうとう）、おもに舌尖と舌縁に茸状乳頭（じじょうにゅうとう）、舌縁の後部に葉状乳頭（ようじょうにゅうとう）、分界溝の近くに有郭乳頭（ゆうかくにゅうとう）がある。

» 有郭乳頭と葉状乳頭には、味覚の受容器である味蕾（みらい）が豊富に見られるが、糸状乳頭にはない。

» 舌は横舌筋（おうぜつきん）、垂直舌筋（すいちょくぜつきん）、上・下縦舌筋（じょうげじゅうぜつきん）からなり、これらをまとめて内舌筋（ないぜつきん）といい、舌の形を変える役割をする。内舌筋

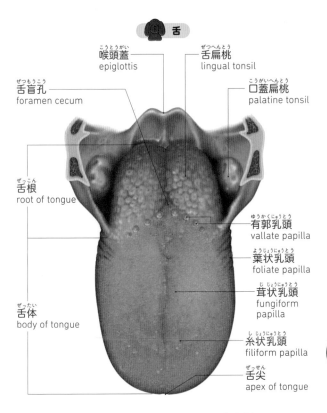

舌

こうとうがい
喉頭蓋
epiglottis

ぜつへんとう
舌扁桃
lingual tonsil

ぜつもうこう
舌盲孔
foramen cecum

こうがいへんとう
口蓋扁桃
palatine tonsil

ぜっこん
舌根
root of tongue

ゆうかくにゅうとう
有郭乳頭
vallate papilla

ようじょうにゅうとう
葉状乳頭
foliate papilla

じじょうにゅうとう
茸状乳頭
fungiform
papilla

ぜったい
舌体
body of tongue

しじょうにゅうとう
糸状乳頭
filiform papilla

ぜっせん
舌尖
apex of tongue

以外に、舌に付いて舌全体を動かす筋を外舌筋という。

味覚

» 味覚は、舌の味蕾が5つの味覚物質（甘、塩、辛、酸の4味質の
ほかに旨みも加わる）を感知する。

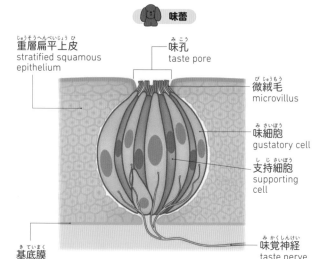

味蕾

重層扁平上皮
stratified squamous epithelium

味孔
taste pore

微絨毛
microvillus

味細胞
gustatory cell

支持細胞
supporting cell

味覚神経
taste nerve

基底膜
basement membrane

» 味蕾は、葉状乳頭や有郭乳頭などに多く存在し、味細胞（感覚上皮）と支持細胞からなる。口腔面に味孔があり、感知した味刺激による興奮は味細胞に分布する顔面神経や舌咽神経に伝えられ、脳に伝わる。

 歯の構造

» 歯は、乳歯から永久歯へと生え変わる。
» 成人の永久歯は、中切歯1本、側犬歯1本、犬歯1本、小臼歯2本、大臼歯3本の計8本が左右にあり、それが上下

198

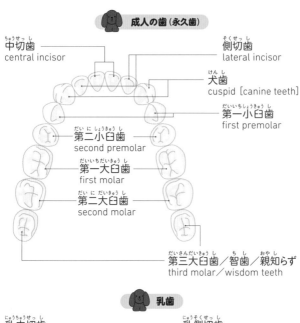

成人の歯（永久歯）

中切歯
ちゅうせっし
central incisor

側切歯
そくせっし
lateral incisor

犬歯
けんし
cuspid [canine teeth]

第一小臼歯
だいいちしょうきゅうし
first premolar

第二小臼歯
だいにしょうきゅうし
second premolar

第一大臼歯
だいいちだいきゅうし
first molar

第二大臼歯
だいにだいきゅうし
second molar

第三大臼歯／智歯／親知らず
だいさんだいきゅうし　ちし　おやしらず
third molar／wisdom teeth

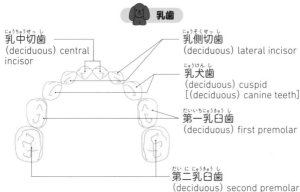

乳歯

乳中切歯
にゅうちゅうせっし
(deciduous) central incisor

乳側切歯
にゅうそくせっし
(deciduous) lateral incisor

乳犬歯
にゅうけんし
(deciduous) cuspid
[(deciduous) canine teeth]

第一乳臼歯
だいいちにゅうきゅうし
(deciduous) first premolar

第二乳臼歯
だいににゅうきゅうし
(deciduous) second premolar

7

感覚器系

に一対あって、合計32本になる。

» 小児の乳歯は、中切歯1本、側犬歯1本、犬歯1本、臼歯2本の計5本が左右にあり、それが上下一対あって、合計20本になる（P.199図）。

» 乳歯は、6歳頃から永久歯に生え変わる。最初の永久歯は第一大臼歯で、12歳頃までにすべての乳歯が永久歯に生え変わる。

» 残りの永久歯も12歳頃までに生えてくるが、第三大臼歯だけは親知らずと呼ばれ、通常は17歳頃に生えるが、生えてくる年齢がまちまちで、20歳過ぎの人もいるし、生えない人もいる。

歯の断面

» 歯は、エナメル質、象牙質、セメント質の3種類の硬組織からできている。

» エナメル質は、最も硬い組織で、歯冠の表面を覆っている。成分の約95%がカルシウムで、細胞は含まない。

» 象牙質は、歯冠表面下の歯の本体をつくり、成分の約70%がカルシウムである。歯の中心部の歯髄側に象牙芽細胞が存在し、わずかな再生能力をもつ。

» セメント質は、歯根の周りを薄く覆っているやわらかい組織で、セメント芽細胞がつくりだす。歯根膜という結合組織で周囲の骨とつながっている。

» 歯槽骨は、歯根を支える骨である。この歯槽骨が吸収され減少していく疾患が歯周病である。

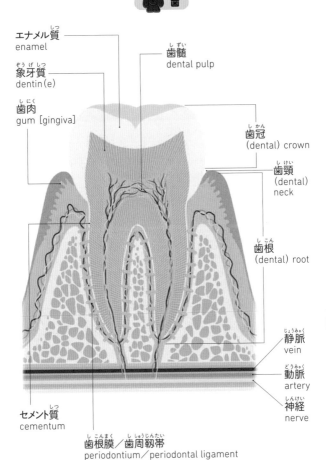

歯

エナメル質
enamel

象牙質
dentin(e)

歯肉
gum [gingiva]

歯髄
dental pulp

歯冠
(dental) crown

歯頸
(dental) neck

歯根
(dental) root

静脈
vein

動脈
artery

神経
nerve

セメント質
cementum

歯根膜／歯周靱帯
periodontium／periodontal ligament

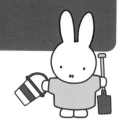

皮膚
skin

皮膚の構造

» 人体のすべての表面を覆う皮膚と皮膚付属物（毛、爪、立毛筋、汗腺や毛嚢腺などの皮膚腺）、乳房などを含めて外皮という。

» 皮膚は表皮、真皮、皮下組織に分けられる。

» 表皮は重層扁平上皮で、大部分は胚芽層と角質層であるが、それ以外に手掌や足底では顆粒層と淡明層がある。表皮と真皮の移行部には真皮乳頭層がある。

» 皮膚には血管や末梢神経が分布し、神経終末装置（マイスナー小体など）もあるので、全身の感覚器として重要である。皮膚の付属物や神経終末、血管の終末部分はすべて真皮にある。

» 神経終末は、神経の末端が鞘をなくして露出したもので、触覚、痛覚、温覚を感知する。マイスナー小体は触覚を感知する神経終末装置である。皮下組織には、深部の圧覚や振動を感知するファーター・パチニ小体が存在する。

» 体温を調節する汗腺には、エクリン汗腺とアポクリン汗腺がある。

» エクリン汗腺は、ほぼ全身の皮膚に分布し、体温を下げるために発汗する。

» アポクリン汗腺は大汗腺とも呼ばれ、腋窩や陰部など特定

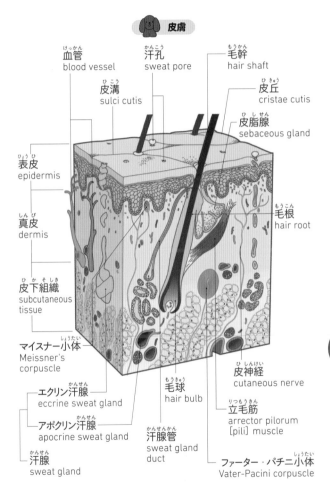

皮膚

血管
けっかん
blood vessel

汗孔
かんこう
sweat pore

毛幹
もうかん
hair shaft

皮溝
ひこう
sulci cutis

皮丘
ひきゅう
cristae cutis

皮脂腺
ひしせん
sebaceous gland

表皮
ひょうひ
epidermis

真皮
しんぴ
dermis

毛根
もうこん
hair root

皮下組織
ひかそしき
subcutaneous tissue

マイスナー小体
しょうたい
Meissner's corpuscle

皮神経
ひしんけい
cutaneous nerve

エクリン汗腺
かんせん
eccrine sweat gland

毛球
もうきゅう
hair bulb

アポクリン汗腺
かんせん
apocrine sweat gland

立毛筋
りつもうきん
arrector pilorum [pili] muscle

汗腺管
かんせんかん
sweat gland duct

汗腺
かんせん
sweat gland

ファーター・パチニ小体
しょうたい
Vater-Pacini corpuscle

7
感覚器系

203

部分のみに分布している。

» アポクリン腺は汗だけでなく、脂肪酸やタンパク質、鉄分、尿素（にょうそ）などさまざまな成分を含んで分泌し、体臭発生のもとになっている。

» 皮膚は、人体内部を保護し、神経が分布する感覚器であると同時に、皮下脂肪による熱の遮断や皮膚血管の反応による体温調節、栄養物の貯蔵、発汗や不感蒸泄（ふ かんじゅうせつ）（発汗以外の気道や皮膚から蒸発する水分）による熱の調節や水分分泌なども行う、きわめて多種の機能を備えた構造体である。

爪の構造

» 爪（そう）は、表皮（ひょうひ）の角質（かくしつ）が変化した皮膚付属物である。
» 爪体（そうたい）、半月（はんげつ）、外側爪郭（がいそくそうかく）、後爪郭（こうそうかく）などの部分名称がある。
» 一般に爪（つめ）と呼ばれる部分が爪体で、その下層に爪床（そうしょう）がある。爪体が表皮に覆われる部分を爪根（そうこん）という。爪根や、爪の外側で爪にかぶさる部分の皮膚を、それぞれ後爪郭、外側爪郭という。

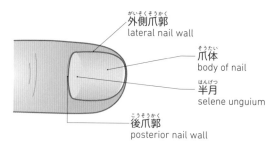

外側爪郭（がいそくそうかく）
lateral nail wall

爪体（そうたい）
body of nail

半月（はんげつ）
selene unguium

後爪郭（こうそうかく）
posterior nail wall

付録

ナースに必要な基礎知識

バイタルサイン
vital signs

» ヒトの生命に直接かかわる身体情報をバイタルサイン（生命
徴候）という。古典的には体温、脈拍、血圧、呼吸の４つを
指すが、ここでは意識を加えた５つをバイタルサインとする。

体温

» 体温は、熱産生（ねっさんせい）と熱放散（ねつほうさん）のバランスにより影響され、生命
活動の基礎となる代謝活動を反映する。
» 熱産生は、基礎代謝、運動、食事、ふるえ、サイロキシン
やアドレナリンなどのホルモンなどにより生じる。
» 熱放散には、輻射（ふくしゃ）・伝導・対流による体表からの熱放散、
気道からの蒸散、発汗による熱放散などがある。

（1）概日リズム

» 体温は、一般に早朝が最も低く、その後徐々に上昇して夕
方から夜にかけて最も高い値を示す。
» このような毎日繰り返されるリズムを「概日リズム（がいじつ）（サーカディ
アンリズム）」と呼ぶ。概日リズムは血中メラトニン濃度とも
相関する。また女性では、朝の最も低い基礎体温が概月（がいげつ）リ
ズムをもって変動する。

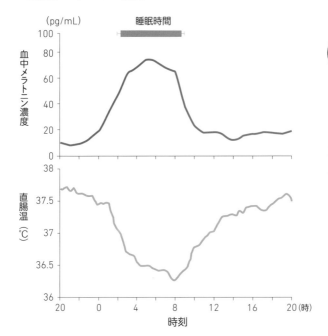

●直腸温と血中メラトニン濃度

(2) **体温調節**

» 皮膚には温度受容器があり、温点と冷点により外表温度を
脳に伝える。視床下部には、温熱中枢と寒冷中枢があり、
両者が拮抗して体温を約37℃（セットポイント）に維持する。

(3) **体温測定**

» 本来、体温とは身体中心部の温度（核温）のことであるが、

実際には測定することが難しいので、臨床では、腋窩温、
口腔温、直腸温のいずれかで代用する。

» 一般的に、腋窩温＜口腔温＜直腸温の順に高くなり、直腸
温が最も核温に近いといわれているが、日本ではその簡便
さから、腋窩温が最もよく用いられる。

» 腋窩温は個人差が大きく、測定値がばらつくが、平熱は、
おおむね36.0～37.0℃未満である。

（4）体温異常

» 視床下部のセットポイントが37℃から約40℃にずれると、
いわゆる発熱が生じる。また、熱の産生が放散を上回ると、
体内に熱が鬱積し、体温が上昇する。これを鬱熱という。

» 細菌の内毒素や内因性発熱物質などの発熱物質により、体
温が41℃を超えると、譫言を発し、昏睡など危険な状態と
なり、やがて死に至る。

» 夏場の日中に屋外で激しいスポーツをしているときなど、
高温多湿の環境に長時間さらされる場合には、熱中症に注
意しなければならない。

» 熱中症には、熱失神・熱疲労・熱射病・熱けいれんなどが
あるが、とくに熱射病は重症になりやすく注意が必要である。
涼しいところで十分休憩をとるとともに、水分・塩分摂取
をこまめに行い予防する。発症時には、救急対応となり点
滴が必要であるが、救急車を待つ間、直射日光を避け、頭
頸部や腋窩を冷やす。次に、意識があるなら水分を補給す
る。意識朦朧としている場合には、嘔吐に備えて側臥位を
とり、安静にするなどの応急処置が有効である。

» そのほか、直腸温が35℃以下になると、低体温症となる。

脈拍と血圧

» 脈拍と血圧は、循環器系の活動を反映する。

(1) 脈拍

» 脈拍は基本的に心拍動を反映するが、個人差と部位差があり、心拍数と必ずしも同一とはならないこともある。

» 脈拍数の測定とともに、不整脈の有無、拍動の強弱（大脈・小脈）を判別する。

» 通常安静時の脈拍数は60〜80くらいであり、50未満を徐脈、100以上を頻脈という。

» 脈拍測定は、通常手根部の橈骨動脈上で行うが、ほかに、

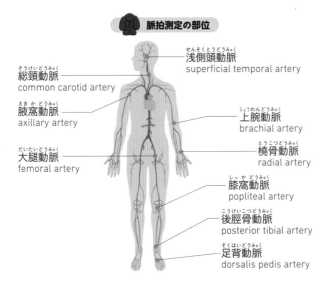

脈拍測定の部位

浅側頭動脈
superficial temporal artery

総頸動脈
common carotid artery

腋窩動脈
axillary artery

上腕動脈
brachial artery

大腿動脈
femoral artery

橈骨動脈
radial artery

膝窩動脈
popliteal artery

後脛骨動脈
posterior tibial artery

足背動脈
dorsalis pedis artery

浅側頭動脈・総頸動脈・腋窩動脈・上腕動脈・大腿動脈・膝窩動脈・後脛骨動脈（内踝下部）・足背動脈などで測定することができる（P.209図）。

(2) 血圧

» 血圧は、心拍出量と血管抵抗の積を反映している。心臓収縮期の圧が最も高く（収縮期血圧または最高血圧）、拡張期の血圧が最も低い（拡張期血圧または最低血圧）。

» 収縮期血圧と拡張期血圧の差を脈圧という。

» 正常血圧と高血圧の分類基準を表に示す。

●高血圧の定義（日本高血圧学会「高血圧治療ガイドライン2019」より）

分類	収縮期血圧(mmHg)		拡張期血圧(mmHg)
正常血圧	＜120	かつ	＜80
正常高値血圧	120〜129	かつ	＜80
高値血圧	130〜139	かつ/または	80〜89
Ⅰ度高血圧	140〜159	かつ/または	90〜99
Ⅱ度高血圧	160〜179	かつ/または	100〜109
Ⅲ度高血圧	≧180	かつ/または	≧110
(孤立性)収縮期高血圧	≧140	かつ	＜90

呼吸

» 呼吸は、通常胸郭の動きから、1分間の呼吸数とともに、その深さと大きさ、リズム、努力呼吸の有無、呼吸音などを評価する。

» 安静時の呼吸は1分間に15〜19回程度であるが、意識すると規則的になりすぎて不自然になるので、測定には注意

が必要である。男性は腹式呼吸を用いる場合が多く、場合によっては腹部の動きのほうが測定しやすい。

» 呼吸困難がある場合、肩が大きく上下したり、鼻がひくひく動く鼻翼呼吸が認められたりする。

» 呼吸音は通常静かであるが、気管支喘息などで気道狭窄が認められるときは、ヒューヒュー、ゼーゼーという喘鳴音が聴かれる。この場合は聴診器を用いて、音の特徴、大きさ、聴取される部位などを詳しく調べる。

» 睡眠時無呼吸症候群 (SAS) では、睡眠時に激しいいびきを伴い、呼吸がやや不規則となり、無呼吸となる時間が1分以上続くこともある。このとき、SpO_2は90％を下回っていることが多く、呼吸状態がきわめて悪い。そのほか、異常呼吸の代表的なものに、クスマウル呼吸、チェーンストークス呼吸、ビオー呼吸などがある。各呼吸の特徴を表に示す。

●呼吸パターン

呼吸タイプ	ダイアグラム	特　徴
正常		呼吸の深さもリズムも一定
過呼吸 クスマウル呼吸		呼吸の深さが極端に増す（数が減る）
チェーンストークス呼吸		呼吸の深さに変化はないが、無呼吸時期がある
ビオー呼吸		深さと数の増加・減少との間に無呼吸状態が存在する。重篤状態に見られる

» 医学、とくに救急医療では、意識は覚醒(かくせい)との関連で述べられることが多い。すなわち「意識がある」とは、脳の働きが活性化していて、刺激を認識し、その刺激に対して明確な反応を示すことができる状態をいう。

» 正常な覚醒レベルは、高いほうから順に興奮、注意集中、安静(リラックス)、弛緩、傾眠(けいみん)、睡眠に分けられる。正常においても傾眠状態のときは、意識が朦朧(もうろう)とし記憶が曖昧(あいまい)であり、睡眠時は意識が完全に消失している。

» 意識障害(いしきしょうがい)があるとき、その状態は、JCS、GCS、ECSといった定量的評価方法を用いて評価する。

» JCSは日本でつくられた評価尺度である。3-3-9度方式と

●Japan Coma Scale (JCS)

I 覚醒している(1桁の点数で表現)
0 意識清明
1 (I-1) 見当識は保たれているが意識清明ではない
2 (I-2) 見当識障害がある
3 (I-3) 自分の名前・生年月日が言えない

II 刺激に応じて一時的に覚醒する(2桁の点数で表現)
10 (II-1) 普通の呼びかけで開眼する
20 (II-2) 大声で呼びかけたり、強く揺するなどで開眼する
30 (II-3) 痛み刺激を加えつつ、呼びかけを続けると辛うじて開眼する

III 刺激しても覚醒しない(3桁の点数で表現)
100 (III-1) 痛みに対して払いのけるなどの動作をする
200 (III-2) 痛み刺激で手足を動かしたり、顔をしかめたりする
300 (III-3) 痛み刺激に対し全く反応しない

このほか、R(不穏)・I(糞便失禁)・A(自発性喪失)などの付加情報を付けて、JCS211-Rなどと表す。

もいわれ、簡便なため日本では最も広く用いられている。意識内容の変化や意識変容など、意識の質的変化に対する評価に弱いという弱点がある。

» GCSは世界的に標準化されている評価尺度である。意識状態を「開眼機能E」「言語機能V」「運動機能M」の合計点数によって評価する。

» ECSは、ER（救命救急室）で用いるためにJCSを改良したもので、GCSの要素を導入して意識の有無をより正確に定量できる。重症を表すⅢの3桁が5段階に細分化され、除脳硬直や除皮質硬直も正確に表現できるようになっている。

●Glasgow Coma Scale（GCS）

開眼機能（Eye opening）「E」
4点：自発的に、または普通の呼びかけで開眼
3点：強く呼びかけると開眼
2点：痛み刺激で開眼
1点：痛み刺激でも開眼しない

言語機能（Verbal response）「V」
5点：見当識が保たれている
4点：会話は成立するが見当識が混乱
3点：発語はみられるが会話は成立しない
2点：意味のない発声
1点：発語みられず

運動機能（Motor response）「M」
6点：命令に従って四肢を動かす
5点：痛み刺激に対して手で払いのける
4点：指への痛み刺激に対して四肢を引っ込める
3点：痛み刺激に対して緩徐な屈曲運動
2点：痛み刺激に対して緩徐な伸展運動
1点：運動みられず

記述は、「E点、V点、M点、合計点」と表現される。正常は15点満点で深昏睡は3点。点数が低いほど重症である。

睡眠
sleep

» 睡眠とは、活動−休息の概日リズム（サーカディアンリズム）を背景とした適応行動であり、ヒトのような高等動物が、脳自体をうまく管理していくための巧みな休息方法であると考えられている。

» 脳はからだの統合・調節器官であるから、からだ全体を休息させるのも脳の重要な役割の1つであるが、同時に脳自体も休息しなければならないことから、巧妙な休息システムをつくりだした、と考えることができる。

睡眠の評価方法（行動睡眠と脳波睡眠）

» ヒトの睡眠状態を客観的に捉えることはなかなか難しい。一般的に、その人が寝ているときの寝相を録画し、後から繰り返し見て解析する「行動睡眠」という解析方法と、終夜睡眠ポリグラフィ（Overnight Polysomnography：以下PSG）といって、脳波（EEG）、眼電図（EOG）、筋電図（EMG）、心電図（ECG）、呼吸曲線（Resp）などの生理学的指標を記録して、からだと脳の状態を評価する「脳波睡眠」という解析方法がある。前者だけでは、覚醒と睡眠との明確な区別や睡眠の深さ（睡眠深度）を調査するには不十分なことから、現在ではPSGを

主として、可能なら寝相を併せて撮影しておく方法で解析
されることが多い。

●睡眠ポリグラフィ

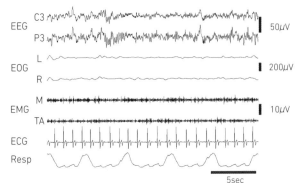

» 脳波は、通常10〜200μV程度の独特な周期性をもった波
で、波形の細かさ（周波数）により、細かいほうからβ波、
α波、θ波、δ波に分ける。覚醒度により、明らかに特徴
的な変化を示す。

●周波数帯域別の脳波成分

波形	周波数
β-2波	20〜30 Hz
β-1波	13〜20 Hz 未満
α-2波	10〜13 Hz 未満
α-1波	8〜10 Hz 未満
θ波	4〜 8 Hz 未満
δ波	0.5〜4 Hz 未満

» 一般的に、覚醒度が高いほど、小さくて細かい波形を示し（低振幅速波）、覚醒度が低くなると、大きくゆるやかな波形に変わる（高振幅徐波）。β波とα波は、典型的な覚醒時の脳波であるが、より覚醒度が高いときはβ波が多くを占め、少し安静になると、とくに後頭部によくα波が出現するようになる。しかし、このα波は、もっと弛緩してぼんやりし、傾眠に近づくと次第に減退する。

» 入眠するとα波は完全に消失し、低振幅のθ波に混じって頭蓋頂一過性鋭波やK-complexと呼ばれる特徴的な脳波が出現する。次に、睡眠紡錘波と呼ばれる紡錘形の波が出現し、やがてθ波とともにδ波が出現する。

» 睡眠が深くなると、δ波の割合は増え、振幅も100〜200μVと高振幅のうねりのような波になる。

睡眠の経過と睡眠パターン

» PSGの詳細な解析から、ヒトの睡眠には、次のような特徴があることが明らかになった。

❶ うとうととした浅い眠りからぐっすりと眠る深い眠りまで、眠りの深度が4段階に分けられる（Stage Ⅰ〜Ⅳ）。このうちStage Ⅰ・Ⅱを浅睡眠、Stage Ⅲ・Ⅳを深睡眠という。

❷ 上記の一般的な睡眠（ノンレム睡眠）に対して、眠っていて意識がないにもかかわらず、急速眼球運動が認められ、覚醒時の脳波（α波やβ波）を示すレム睡眠（REM：Rapid Eye Movement）が存在する。

❸ 睡眠に入ると、眠りがだんだん深くなりながら60〜90分

のノンレム睡眠が続き、突然2分前後のレム睡眠に変わる。

❹ 上記のようなノンレム睡眠→レム睡眠の組み合わせを1周期として、約90分ごとに5〜6周期の睡眠パターンを一晩で繰り返す。

❺ 深睡眠は前半に多く、後半は浅睡眠のみにとどまることが多い。逆にレム睡眠は後半、特に明け方になると長くなり、5〜10分程度続くようになる。また、レム睡眠時には夢を見ていることが多いことが数々の報告から明らかになっている。

❻ そのほか、このような睡眠パターンに合わせて、体温、心拍数、血圧、呼吸などの自律神経機能も、リズムをもった変化を示すことが知られている。

» PSGから一晩の睡眠パターンが一目でわかるよう、睡眠段階を縦軸に、時刻を横軸にとってグラフ化したものがヒプノグラム（hypnogram）、すなわち睡眠経過図である。

●ヒプノグラム

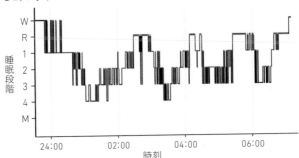

睡眠段階は睡眠の深さを示し、Rはレム睡眠を、1、2、3、4はノンレム睡眠の深度を表している。Wは覚醒を示す。

睡眠の質と睡眠評価

» 睡眠はあくまでも主観的体験であるから、その質の良否は、主観的な睡眠感としてアセスメントされなければならない。このような立場から、OSA睡眠調査票という多次元の尺度構成をもった質問紙が開発されている。OSAは開発者3人の頭文字で、調査表は夜の就床直前に記入する「A.睡眠前調査」と、翌朝目覚めてすぐ記入する「B.起床時調査」に分かれている。そのほか睡眠評価法は多種開発されており、PSGによる客観的評価と主観的な睡眠感の評価とを組み合わせて評価することが多い。

睡眠に影響する因子

» 睡眠は、加齢や生活パターンによる影響が大きい。新生児や小児は、成人と睡眠時間が異なり、睡眠−覚醒のパターンも異なる。また高齢者は一般的に早寝早起きになり、夜間の睡眠時間も短くなるので、その分昼寝をとる傾向がある。

» 社会生活上のリズムも、睡眠・覚醒に多大な影響を及ぼしているが、なかでもいわゆる時差ぼけ（jet lag）と交代制勤務による影響は大きい。看護師は交代制勤務者の代表であるが、昼間睡眠の障害、深夜勤務中の眠気、精神作業能力の低下などが問題となっており、自覚症状として抑うつ、イライラ感、全身倦怠感に加えて、肩こり、頭重感、足のだるさなどの局所的な身体症状を訴えることが多い。

» 睡眠障害には、いわゆる不眠症のほか、睡眠時無呼吸症候群 (SAS)、むずむず脚症候群、薬物使用に伴う睡眠障害、先に述べた時差ぼけや交替制勤務による概日リズム障害、睡眠時遊行症や夜尿症などの睡眠時随伴症などがある。

» 不眠は、入眠障害、熟眠障害、中途覚醒を主症状とする睡眠障害である。身体的(physical)、薬理学的(pharmacological)、精神医学的 (psychiatric)、生理学的 (physiological)、心理学的 (psychological)な原因により起こるといわれている（5つのP）。皮膚のかゆみ、夜間の頻尿、疼痛、睡眠時無呼吸症候群 (SAS) などの疾患によるものなど、身体的原因によるほか、ストレスや、光・騒音などの環境変化、薬によるもの、精神疾患に伴うものなど、さまざまな原因が考えられる。

» 不眠治療としては、催眠薬や抗不安薬などによる薬物療法のほか、心理療法や行動療法などを行うこともある。

» 催眠薬を服薬するときの基本的な考え方は、①必要最小量を、②短期間に服用する、ということである。看護師も常にそのことを頭に入れてケアを行う必要がある。

» 不眠を軽減するケアとしては、無理せず催眠薬の使用を勧めることも大切であるが、同時に訴えをよく聞くことによって心理的な軽減を図ったり、足浴などによりリラクゼーションを促したりすることも並行して行うとよい。また副作用の観察も重要である。

脳の画像診断のために
brain imaging

» 現在は、頭部診断画像の理解が医学全般の医療人に必須となっている。その第一歩は脳の解剖学の理解が必要条件だが、これが難関である。とくに脳の診断画像で最も使われる、水平断による脳の解剖学教育が、これまで行われなかったこともその一因である。本書では水平断染色切片標本のうち大切なレベルの写真を提示して、脳の解剖学を親しみやすいものにしたい。

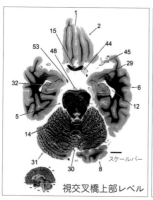

視交叉橋上部レベル

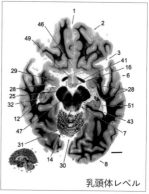

乳頭体レベル

画像の番号の説明 1：大脳縦裂　2：前頭葉　3：外側溝　4：島　5：橋　6：側頭葉　7：中脳　8：後頭葉　9：側脳室前角　10：側脳室（三角部）　11：側脳室後角　12：側脳室下角　13：第三脳室　14：中脳水道　15：視神経交叉　16：乳頭体　17：前交連　18：後交連　19：脳弓　20：松果体　21：手綱交連　22：視床

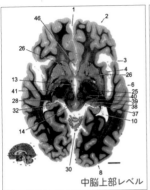

中脳上部レベル

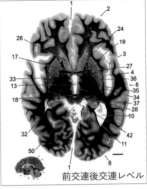

前交連後交連レベル

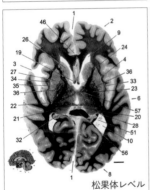

松果体レベル

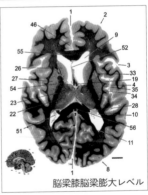

脳梁膝脳梁膨大レベル

23：内包後脚　24：内包前脚　25：大脳脚　26：被殻　27：尾状核頭　28：尾状核尾　29：扁桃体　30：小脳虫部　31：小脳半球　32：海馬　33：前障　34：外包　35：最外包　36：淡蒼球　37：視床枕　38：内側膝状体　39：外側膝状体　40：赤核　41：視索　42：上丘　43：迂回槽　44：内頸動脈　45：中大脳動脈　46：前大脳動脈　47：後大脳動脈　48：脳底動脈　49：視床下部　50：大大脳静脈槽　51：側脳室脈絡叢　52：透明中隔　53：動眼神経　54：分界静脈（視床線条体静脈）　55：脳梁膝　56：脳梁膨大　57：乳頭体視床路　（スケールバー＝10mm）

欧文索引（ABC順）

和文索引（50 音順）

あ

た

ミッフィーの早引き人体解剖用語ハンドブック
最新改訂版

2020年10月30日　初版第1刷発行

監修者	後藤昇
著者	後藤昇／楊箸隆哉
発行者	澤井聖一
発行所	株式会社エクスナレッジ
	〒106-0032
	東京都港区六本木7-2-26
	https://www.xknowledge.co.jp/
問合せ先	編集 Tel 03-3403-1381
	Fax 03-3403-1345
	info@xknowledge.co.jp
	販売 Tel 03-3403-1321
	Fax 03-3403-1829